·2018年修订版·

权威机构专家审定
精品图书·品质保证

翻翻书，40周怀孕事事通

清华大学附属医院
妇产科知名专家 | 王艳琴／主编

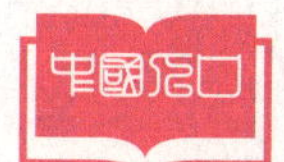

中国人口出版社
China Population Publishing House
全国百佳出版单位

图书在版编目（CIP）数据

翻翻书：40周怀孕事事通／王艳琴主编．—北京：中国人口出版社，2016.1

ISBN 978-7-5101-3038-0

Ⅰ.①翻… Ⅱ.①王… Ⅲ.①妊娠期－妇幼保健－基本知识 Ⅳ.①R715.3

中国版本图书馆CIP数据核字(2014)第289085号

权威·全面·实用

精品读本 怀孕必备

翻翻书，40周怀孕事事通

王艳琴 主编

出版发行	中国人口出版社
印　　刷	北京睿特印刷厂大兴一分厂
开　　本	710毫米×1020毫米　1/16
印　　张	14
字　　数	240千字
版　　次	2016年1月第1版（2018修订版）
印　　次	2018年2月第2次印刷
书　　号	ISBN 978-7-5101-3038-0
定　　价	29.80元

社　　长	张晓林
网　　址	www.rkcbs.net
电子信箱	rkcbs@126.com
总编室电话	(010) 83519390
发行部电话	(010) 83534662
传　　真	(010) 83519401
地　　址	北京市西城区广安门南街80号中加大厦
邮　　编	100054

CONTENTS

目录

怀孕第一个月

第1周 一切才刚刚开始/2

做好一切准备 / 2

孕前检查 / 3

Tips 如何测量基础体温 / 7

避开受孕九大“雷区” / 8

第2周 抓住最佳时机/9

顺利完成幸福工作 / 9

准确把握排卵日 / 10

Tips 如何计算预产期 / 12

第3周 开始安营扎寨/14

只是第一步 / 14

营造安全的子宫环境 / 15

洗澡注意事项 / 17

第4周 新生命起航了/18

谨防药物致畸 / 18

坚果为孕期加油 / 19

孕期饮食禁忌 / 21

真实故事——怀上的经过 / 23

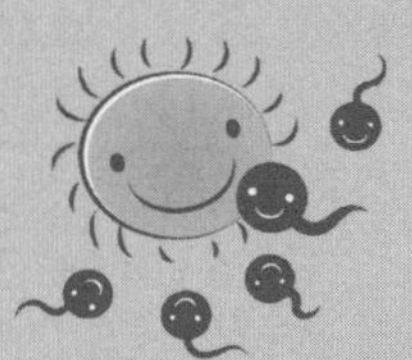

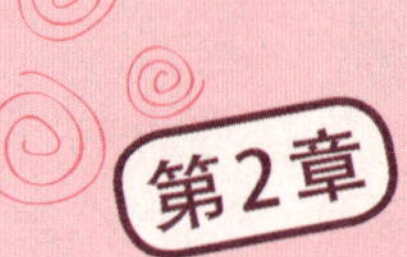

怀孕第二个月

第5周 “大姨妈”没有来/25

孕早期的生理征兆 / 25

初步验孕 / 26

阴道出血并不少见 / 27

真实故事——早孕测试 / 27

第6周 早期反应来了/29

产前常规检查 / 29

产前检查重要提示 / 31

应对尿频 / 31

早孕反应 / 32

缓解呕吐 / 34

第7周 保持良好情绪/35

告别烦恼的方法 / 35

孕早期饮食指导（第1～3个月）/ 37

Tips 不要乱服维生素 / 38

营养菜单——孕早期 / 39

第8周 适当调整生活节奏/42

睡好踏实觉 / 42

做家务注意事项 / 44

上班路上 / 45

让工作更舒适 / 46

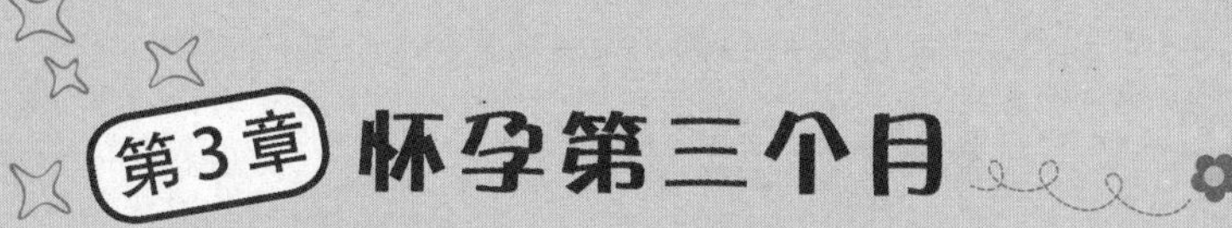

第9周 现在是胎儿了/48

冬季保健 / 49

夏季保健 / 50

穿鞋之道 / 50

内裤和胸罩 / 51

第10周 情绪不容易稳定/52

应对各种不良情绪 / 52

Tips 孕期好心情4招 / 54

舒缓压力 / 54

第11周 草莓那么大了/57

头发养护 / 58

指甲保养 / 59

口腔护理 / 60

第12周 孕早期本周结束/61

第一次B超检查 / 61

补充铁剂 / 62

补充钙剂 / 62

“吃”出健康宝宝 / 63

Tips 关于维生素D / 64

预防便秘 / 66

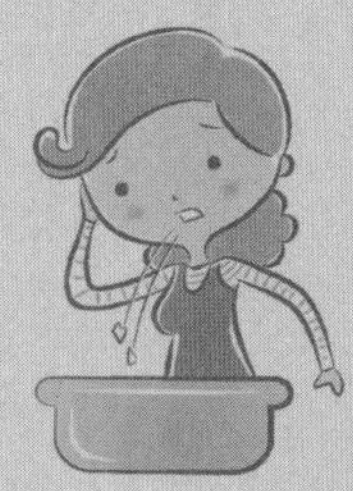

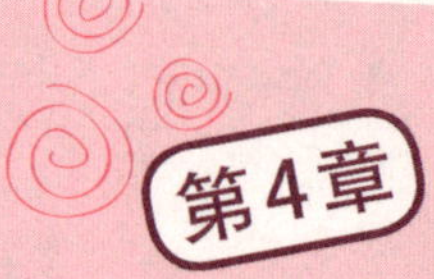

第4章

怀孕第四个月

第13周 孕中期开始了/68

孕中期饮食指导（第4～7个月）/ 68

Tips 食物过敏危害大 / 70

营养菜单——孕中期 / 71

第14周 胃口大开/75

性生活 / 75

头痛怎么办 / 76

Tips 让自己更性感 / 77

预防痔疮 / 79

预防尿失禁 / 80

第15周 留心体重/81

体重增加多少 / 81

Tips 不可强行减肥 / 82

不发胖的秘密 / 83

站、坐、行的姿势 / 85

第16周 孕味初显/88

穿出漂亮 / 88

留住美丽肌肤 / 90

让“蝴蝶”飞离 / 92

唐氏综合征筛查 / 93

Tips 皮肤问题应对方法 / 94

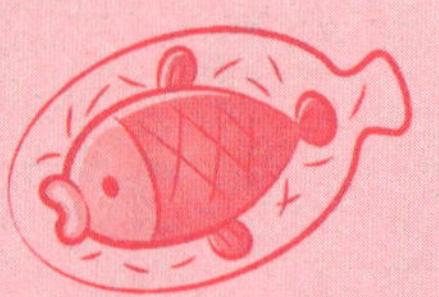

怀孕第五个月

第17周 留意第一次胎动/96

关于胎动 / 96
真实故事——最初的胎动感觉 / 97
与胎儿的沟通渠道 / 99
关于胎教 / 102

第18周 感觉到胎宝宝了/104

胎动的规律 / 104
了解胎教原则 / 105
Tips 感受胎动的时刻 / 106
胎教方法大盘点 / 107
Tips 10首必听的胎教音乐 / 109

第19周 该穿孕妇装了/110

准爸爸辅助胎教4步曲 / 110
真实故事——我的胎教 / 112
乳房护理 / 113

第20周 快乐的孕期生活/115

细说B超检查 / 115
孕期旅行 / 117
孕期拍写真 / 119

第6章 怀孕第六个月

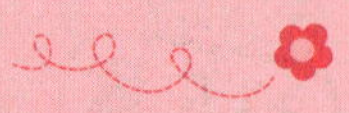

第21周 轻松愉快做胎教/122

爱抚胎宝宝 / 122

Tips 听胎心 / 124

和胎宝宝做游戏 / 124

第22周 胎动更频繁了/126

安全地做运动 / 127

分娩运动 / 128

Tips 怎样监控运动量 / 129

第23周 宝宝超过500克了/131

孕妇胀气 / 132

头晕目眩 / 132

第24周 孕味凸显/134

注意感觉胎动 / 134

Tips 如何把胎动数清楚？ / 135

异常胎动信号 / 136

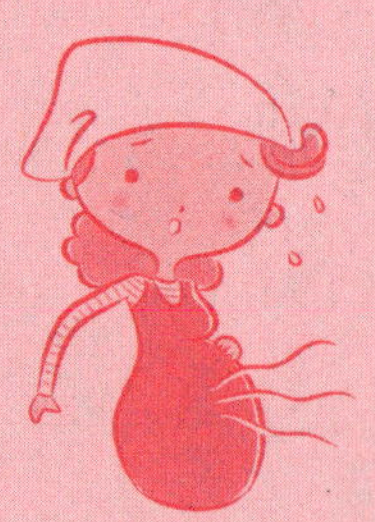

第7章 怀孕第七个月

第25周 身体越来越沉重/139

要做糖筛查 / 139

下肢静脉曲张 / 140

第26周 宝宝800克了/142

妊娠水肿 / 142

Tips 孕期水肿饮食宜忌 / 144

腿部抽筋 / 144

第27周 宝宝还会做梦呢/146

呼吸短促 / 146

皮肤瘙痒 / 147

第28周 孕程已过三分之二/148

孕晚期睡眠问题 / 148

妊娠期高血压疾病 / 149

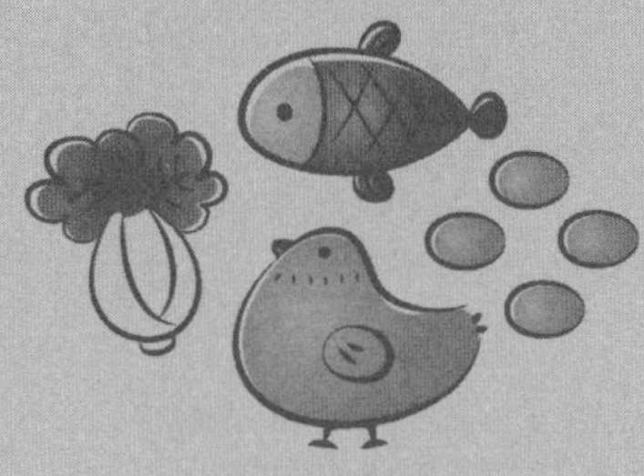

第8章

怀孕第八个月

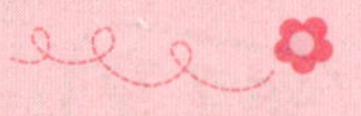

第29周 进入孕晚期/152

孕晚期饮食指导（第8～10个月）/ 152

营养菜单——孕晚期 / 154

预防早产 / 157

第30周 大肚凸显/158

胎位矫正 / 158

注意活动姿势 / 159

第31周 宝宝1500克重了/161

腹 痛 / 161

背 痛 / 163

腰 痛 / 164

第32周 守候宝宝/165

孕晚期衣着 / 165

节制性生活 / 166

做好胎心监护 / 167

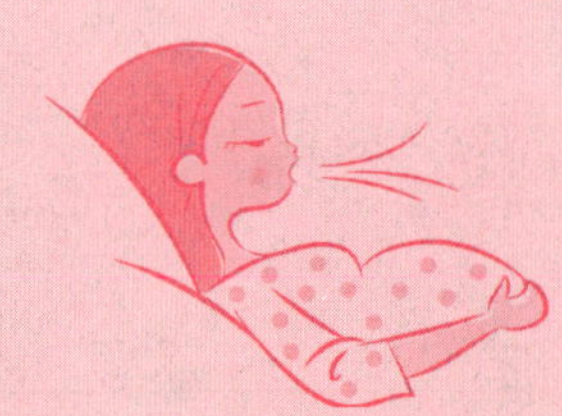

第9章 怀孕第九个月

第33周 宝宝有2000克了/169

产前运动操——腰、腿部运动 / 169

产前运动操——呼吸运动 / 170

Tips 孕晚期运动注意 / 171

第34周 让他做点具体事/172

准爸爸临产前怎么做 / 172

准爸爸陪产的利与弊 / 173

准爸爸陪产怎么做 / 175

Tips 哪些准爸爸不宜进产房 / 175

第35周 该准备分娩用品了/177

准备宝宝用品 / 177

检查产前准备工作 / 179

第36周 多了解分娩知识/182

放松和呼吸 / 183

“生”还是“剖” / 185

慎重选择剖宫产 / 186

了解分娩过程 / 188

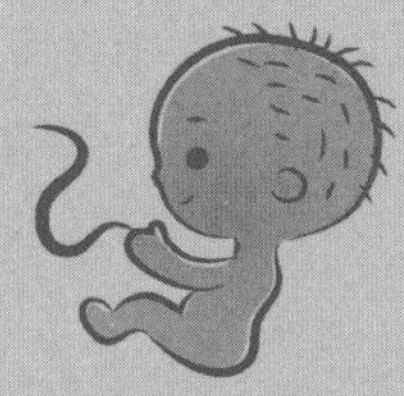

第10章

怀孕第十个月

第37周 还有最后一个月了/192

安心在家待产 / 193

感到“快了” / 193

分辨“假临产” / 194

第38周 已是“足月儿”/196

什么时候该到医院 / 196

破水提前 / 197

真实故事——剖宫产的感受 / 198

真实故事——顺产的历程 / 200

第39周 离宝宝越来越近/203

紧急分娩 / 203

紧急情况应对 / 205

第40周 终于和宝宝相见了/206

配合接生 / 207

Tips 分娩时吃点什么 / 207

新生儿阿普加评分 / 208

留住宝宝的第一次 / 209

母乳喂养 / 210

最后的叮咛（产后） / 211

第1章

怀孕第一个月

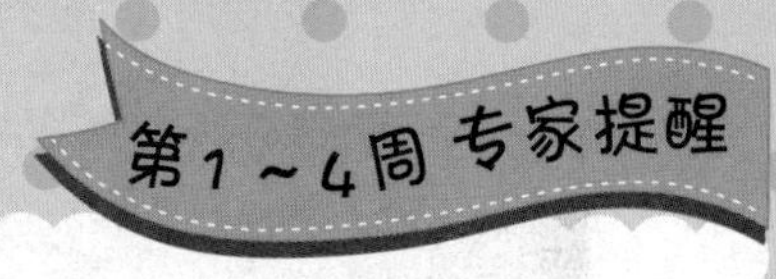

一旦计划怀孕，生活上就有了讲究。对于最初几周，建议如下：

1. 保持愉快的心情

夫妻双方放松身心，多做有趣有益的活动，尽量减轻各种心理压力。丈夫多分担一些家务活，多做一些让妻子高兴的事情。

2. 坚持良好的生活方式

(1) 戒除烟酒。

(2) 不要劳累，做轻松的活动和家务，把家布置得温馨一些。

(3) 不穿紧身牛仔裤、化纤质地的内衣裤。

(4) 起床、睡觉、上下班、工作，合理安排，并适当运动。

(5) 不要熬夜，保证睡眠8小时以上，最好晚上10时以前睡觉。

(6) 做好个人卫生，尤其是生殖器卫生。

(7) 丈夫不要频繁洗热水澡，避免泡温度过高的温泉。

3. 营养充足均衡

(1) 摄入多种优质蛋白质、维生素和微量元素，不偏食。

(2) 少吃罐头、油炸、油腻之类的食物及冷饮，多吃蔬菜、瘦肉和豆制品。

(3) 每天补充400微克叶酸。

(4) 孕早期防止缺碘，可多吃含碘食物，如海藻、海鱼等。

4. 谨慎用药

夫妻双方都不要随意使用药物，服药一定要在医生指导下进行。

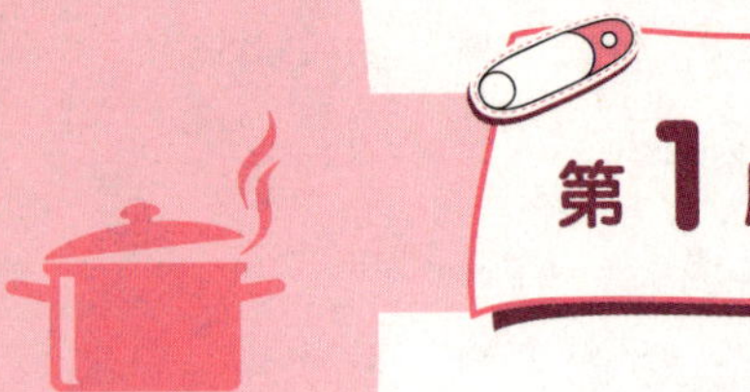

第1周 一切才刚刚开始

生命的前奏 怀孕第1周，实际上只是你的月经周期的第1周，与往常一样，此时你还谈不上怀孕与否。数周后当你知道自己怀孕时，根据妊娠期的算法，本周将被确认为怀孕第1周。妊娠期的算法是从末次月经第1天开始计算的，所以，在这一周里，夫妻实际上还处在怀孕前的准备阶段。

做好一切准备

精子和卵子的相遇、结合，这个创造神奇生命的重要过程，是在悄然无声中发生的。未出生的宝宝仿佛是一粒等待勃发的种子，准父母们正如在一旁日夜守候的园丁，满怀欣喜地期待着种子破土而出的那一刻。在父母内心里，每个宝宝的孕育、诞生和成长都是一个奇迹。为了孕育聪明、健康的宝宝，我们想在你即将实施的“造人”行动的第一周，回顾一下你应该提前做的准备工作，并根据情况给出一些建设性的意见。

1.做了孕前的基本准备工作吗

在过去1年或者说就在受孕前的3~6个月，你做了什么准备工作，比如说，是否做过孕前健康检查和咨询，是否吸烟、饮酒，是否接受过辐射（如照射X线），是否在对人体有害（如农药、麻醉剂、铅、汞、镉等）的环境中作业过，是否吃过禁忌药品，是否服用口服避孕药，哪种药物，停药时间，是否使用过含雌激素的护肤品，是否养过宠物，如此等等。如果这些基本的准备工作，你不了解，甚至什么都没有做，那么，我们建议你再铺垫一段时间，因为小宝贝最好不是偶然受孕“结下的果实”。

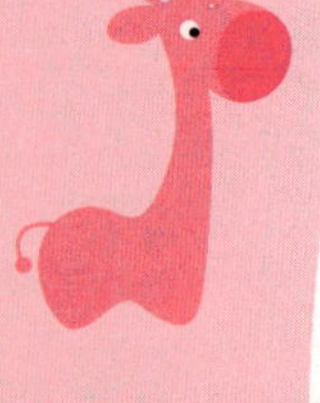

人生中很多大事要做计划，但在生育这件最重要的大事上，人们却往往疏于计划。因此，特别提醒，有计划的孕育关系宝宝的一生。

2.身体调养好了吗

怀孕前的几个月，夫妻双方饮食要健康，营养要均衡充足，这是为整个孕育做准备。尤其是叶酸，在受孕的前3个月每天要补充400微克。如果这些工作没有到位，我们还是建议你推迟时间受孕，补上这一课。

3.做好思想准备了吗

首先和老公沟通好。夫妻双方是否能接受孩子的到来，经济条件是否许可，居所是否存在问题，等等，都需要落实好。

如果所有的一切都准备就绪，那么我们就要恭喜你们了。新的生命的序幕即将拉开，祝你们好运！

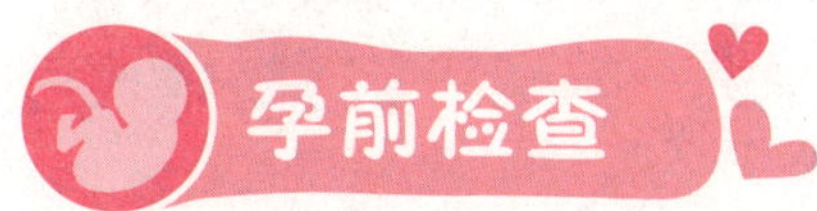

孕前检查

孕前检查非常重要，如果此前未做检查，本周就要“临时抱佛脚”了。另外，人们往往有一个误区，只检查准妈妈而忽略了准爸爸。其实，宝宝是两个人的结晶，因此准爸爸孕前检查也一样重要。

1.孕前检查的最佳时间

孕前检查最好在怀孕前3～6个月，这样就有充足的时间对发现的疾病进行治疗。夫妻双方要同时进行。女性一般月经干净3天后进行，注意最好是不要有性生活，通常妇科检查与化验抽血可在同一天进行。男性精液检查在未同房5天后，可以计划好，与女性同一天就诊。

检查当天，一些化验检查需要空腹抽血，自带一些方便食品和饮用水，一般抽血后即可进食。

2.准妈妈孕前检查的一般项目

(1)妇科检查

生殖器官肉眼所见是否正常，阴道分泌物常规检查，明确有无滴虫、真菌等阴道炎症，如有可疑淋病，将进一步进行淋球菌、衣原体等性传播性疾病的相关检查。对于1年内未做过宫颈细胞学检查（TCT）的女性，需要行TCT，以排除宫颈病变。

目的：了解是否有妇科疾病，并进行必要的治疗。如患有性传播疾病，需要正规且彻底地治疗再怀孕，否则会有流产、早产等危险。

注意事项：妇科检查需避开月经期，检查前先排空膀胱。很多女性做妇科检查容易紧张，其实没什么可怕的。医生放置窥阴器时尽可能放松，双合诊检查时配合医生手部动作，深呼吸，使腹直肌松弛，感觉会好得多。

(2)血常规、尿常规的检查

目的：可以了解准妈妈有无贫血，有无泌尿系感染、肾炎、血液系统疾病等，并通过尿常规检查初步了解有无糖尿病的可能性。这有助于肾脏疾患的早期发现，孕期准妈妈的身体代谢会增加，会加重肾脏的负担。

注意事项：在家中清洗干净外阴，留取尿液标本前，不要吃含糖较高的食物。留取尿液时，需要感觉有一定的尿量，留取中段尿液。

(3)血型（ABO血型和Rh血型）

目的：明确夫妻双方血型，特别是发现稀有血型。如果妈妈的血型是O型，爸爸的血型是O型以外的其他血型，A型、B型或AB型，要警惕ABO溶血；Rh阴性者，要警惕Rh溶血。所以有类似情况的准爸妈，可以考虑做此项检查。既往曾有不良孕产史的女性，有必要进行此项检查。

注意事项：ABO血型和Rh血型一般属于常规检查，而溶血筛查有些医院不作常规筛查。既往曾有不良孕产史者建议进行筛查。

(4)肝、肾功能检查

目的：了解基本脏器功能。

注意事项：空腹，静脉抽血，检查前一天晚上避免进食高脂肪餐。

(5)空腹血糖

目的：了解有无糖代谢异常，特别是

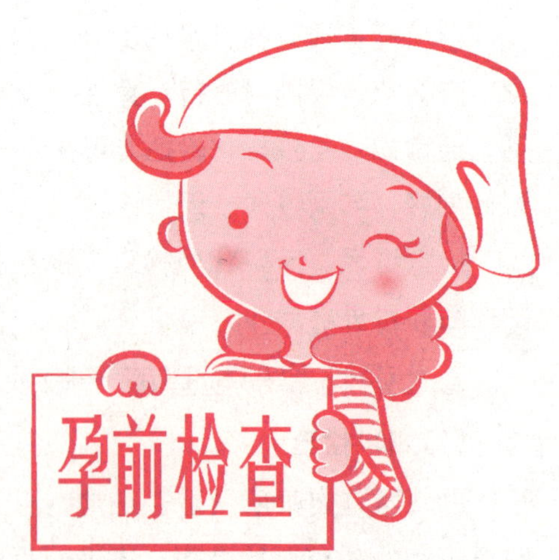

发现孕前糖尿病，如空腹血糖增高，将进一步做口服葡萄糖耐量试验，以明确是否患有糖尿病。

注意事项：空腹，静脉抽血，检查前一天晚8点后禁食。

(6)感染性指标检查

目的：了解有无以下致病微生物感染，以便采取一定的措施，避免影响胎儿。感染性指标检查包括乙型肝炎、丙型肝炎、艾滋病、梅毒以及TORCH（弓形虫、风疹病毒、巨细胞病毒、单纯疱疹病毒及B_{19}微小病毒）。

妊娠最初3个月内胎儿感染率较高，容易引起胎儿畸形、流产，妊娠晚期可引起胎儿器官功能的改变，分娩过程中，还可引起胎儿出生后感染。因此，孕前检查排除这些病毒及原虫感染，并进行有效的治疗是很有必要的。

注意事项：静脉抽血。如果经化验检查提示有传染性疾病，一定经过正规治疗，在医生指导下，选择适宜的怀孕时机。准备近期怀孕的女性，在做TORCH五项检查中，数值的解读非常重要，不必看到阳性数值就紧张。应关注IgM抗体滴度，无近期感染，就可以怀孕。而IgG抗体滴度，时间跨度比较大，IgG阳性并不代表IgM也阳性，通常表明是既往感染。

(7)B超检查

目的：B超检查可以帮助了解子宫、卵巢、输卵管的情况，并发现子宫肌瘤、附件肿物、子宫畸形，等等，根据情况决定是否需要先治疗，再怀孕。

注意事项：可分为经腹盆腔B超和经阴道盆腔B超。经腹盆腔B超需要憋尿，即膀胱充盈状态下，盆腔器官才能显示清楚，经阴道盆腔B超一般不需要憋尿。

(8)心电图检查

目的：了解心脏的基本情况。

注意事项：检查前避免剧烈运动，如刚刚爬楼梯、快步走等，此时不要急于检查，在检查室外安静休息片刻为宜。

(9)胸片检查

目的：发现是否有肺结核。

注意事项：检查前取下颈、胸部的金属饰物。

(10)口腔检查

目的：发现口腔牙齿需要治疗的问题。

注意事项：孕前口腔检查需要重视。孕期牙齿出现问题，有时治疗有些棘手，因此建议尽可能孕前治疗牙齿疾病。如果经检查明确牙齿正常，在口腔科医生的指导下，做好日常口腔护理，有助于预防孕期牙齿疾病的发生。

3.准爸爸孕前检查的一般项目

(1)精液检查

目的：准爸爸孕前检查最重要的一项就是精液检查，一般通过精液的颜色、液化情况、活力、畸形率等方面的检查，了解精子的质量和数量。

注意事项：留取精液前，至少禁止性生活5天，需要在医院留取。

(2)泌尿生殖系统检查

目的：查看有无泌尿生殖道感染、生殖器官疾病等。

注意事项：男性泌尿生殖系统疾病对下一代健康的影响不容忽视，因此这个隐私部位的检查必不可少。一定到正规医院进行专科检查。

(3)传染病性疾病、性病筛查

目的：筛查肝炎、梅毒、艾滋病等传染性疾病。

注意事项：空腹，静脉抽血。

4.夫妻双方孕前检查的特殊项目

(1)染色体：检查遗传性疾病

目的：染色体异常可直接影响生育质量，在孕前进行染色体检查，可预测生育染色体疾病后代的风险，以采取积极有效的措施，从而达到优生的目的。此项检查主要针对夫妇家族中生育过遗传性疾病患儿、先天性畸形儿、智力低下儿或反复自然流产、死产史的准爸妈，应做相应的染色体检查。

注意事项：静脉抽血，需要事先了解哪家医院可以做染色体检查。

(2)性激素六项检查

目的：对月经不调的准妈妈，除做基础体温测定外，应做性激素六项测定（促卵泡成熟激素、促黄体生成素、雌激素、孕激素、泌乳素、雄激素六项性激素），了解月经不调的原因，确认是否患有多囊卵巢综合征，高泌乳素血症等妇科内分泌疾病。

注意事项：静脉抽血，最好在月经的第一个24小时内。

(3)乙型肝炎病毒－DNA（HBV－DNA）测定

目的：乙肝系检查是小三阳和大三阳者，应进一步进行HBV－DNA测定，即测定乙肝病毒血液中的含量，了解乙型肝炎病毒感染者的病毒复制情况，以及传染性。

注意事项：静脉抽血，如果HBV－DNA载量较高，一定看专科医生，进一步指导治疗以及保健，并选择适宜的受孕时机。

优生始于孕前。孕前检查针对每对夫妇的个体情况，常常会有一些特殊检查，因此，一般的健康体检不能代替孕前检查，为了生命的质量，请重视孕前检查。对准爸妈来说，孕前检查是一道必须执行的命令。

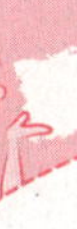

Tips

如何测量基础体温

基础体温（BBT）是指人在基础状态下的体温。一般是在睡眠6～8小时后，无任何干扰，如起立、活动、进食等的情况下，立即测量的口腔温度，夜班工作者可于睡眠6～8小时后测量。它能在某种程度上反映卵巢功能，是女性朋友自我检查内分泌功能和指导有计划妊娠和避孕的好方法。此法简单、易行，但需要坚持数月。

怎样测基础体温？

要测得准确的基础体温应正确执行以下几项：

1.准备一个水银温度计，掌握读表方法；

2.每晚临睡前将水银柱甩至35℃以下、酒精棉球消毒后放于床旁伸手可及处；

3.每晨醒后，即刻测量舌下体温5分钟。尽量固定在清晨5～7时测量，一般前后相差不超过半小时为佳。测温前严禁翻身、起床、大小便、吸烟、进食、谈话等，测量后将体温记录在表格中。

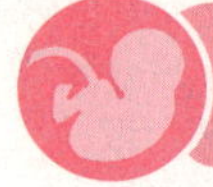

避开受孕九大“雷区”

1. 情绪过度波动和精神受到创伤后；
2. 烟酒过度、戒烟戒酒不足6个月；
3. 生殖器官手术后不足6个月；
4. 产后恢复时间不足6个月；
5. 脱离有毒有害物质时间不足3个月；
6. 照射X射线、放射线治疗、服用抗病毒性感冒药物或者慢性疾病用药后不足3个月；
7. 埋植避孕药停药时间不足3个月；
8. 长途出差、疲劳而归不足2周；
9. 极度异常天气。

第2周 抓住最佳时机

生命的前奏 怀孕第2周，实际上是你的月经周期进入第2周。此时准妈妈的身体正在很隐秘地发生变化，卵巢准备排卵以接受精子的到来。这段时间，要注意把握“幸孕时刻”完成“幸福工作”，千万别错失良机！

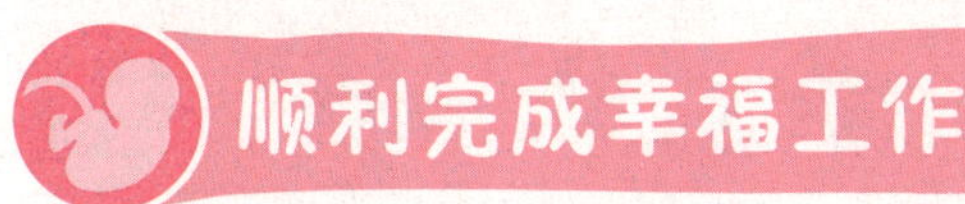

顺利完成幸福工作

在排卵前的3天内和排卵发生后的1天内发生的性交，最容易怀孕，所以称为最易受孕期。

在排卵日之前，请保持良好的状态，准备“幸孕时刻”的“幸福工作”。注意留心最易受孕期，特别是排卵日这一天，是“黄金日”，是最理想的受孕日。从排卵期第一天开始，每隔一两天性交一次。

研究证明，17时至19时做爱，是最佳“造人”的“幸孕时刻”，请把握住！

准备不足或临时出现情况不想怀孕，性生活就要错过排卵期。

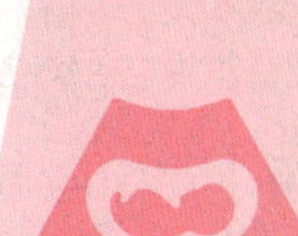

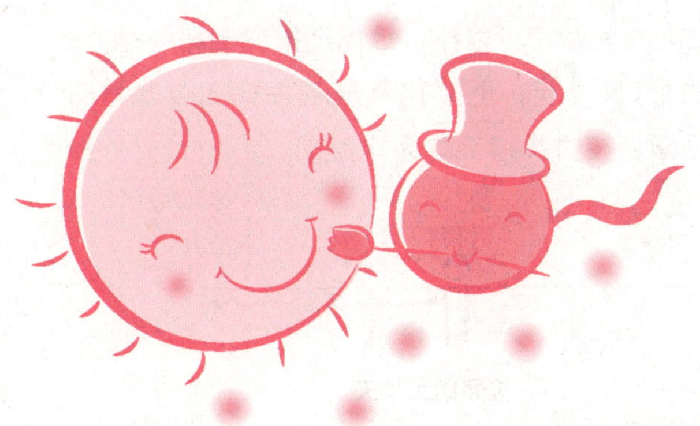

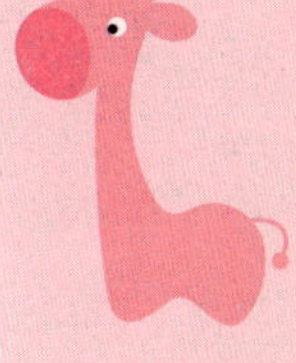

月经期	排卵前安全期	排卵期			排卵后安全期
1 2 3 4 5	6 7 8 9	10 11	12 13 14 15 16	17 18 19	20 21 22 23 24 25 26 27 28
不宜性交	性交不会怀孕	性交可能怀孕	最易受孕期。排卵后基础体温升高0.4～0.6℃，宫颈黏液拉丝最长，外阴部有明显的湿润感。	性交可能怀孕	性交不会怀孕

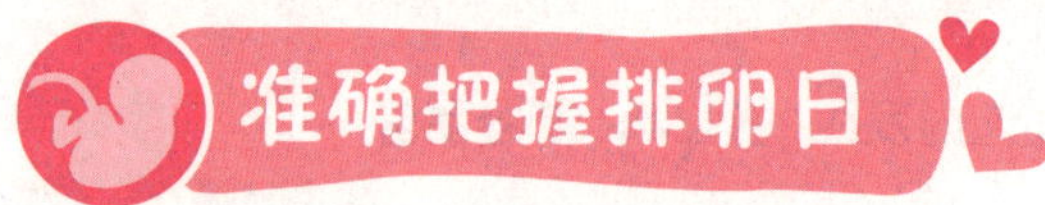

1.根据生理周期推算排卵日

正常育龄妇女每个月来1次月经，从本次月经来潮开始到下次月经来潮第1天，称为1个月经周期。28天是一般月经周期的平均日数。实际上，月经周期日数可能短至21天，或长至35天，只要其间隔是规则的即可视为正常。

排卵在一个月经周期中只发生于某一天。妇女的排卵日期一般在下次月经来潮前的14天左右（即从下一次月经的大概日期向前倒数14天）。离开卵巢的卵子在24小时之内受精能力最强，而男子的精子在女子生殖道内可维持2～3天的受精能力，故在排卵的前后几天里性交容易受孕。

根据排卵和月经之间的关系，可以按月经周期推算出排卵期。

从下次月经来潮的第1天算起，倒数14天或减去14天就是排卵日，排卵日的前5天和后4天，连同排卵日在内共10天称为排卵期。

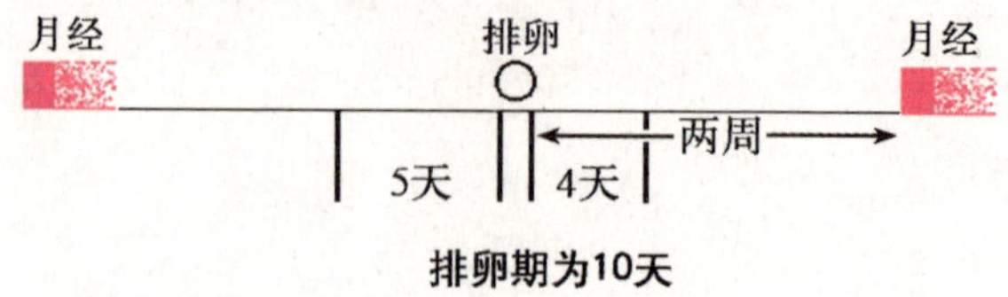

排卵期为10天

算法举例：某女性的月经周期为28天，本次月经来潮的第1天在12月2日，那么下次月经来潮是在12月30日（12月2日加28天），再从12月30日减去14天，则12月16日就是排卵日。排卵日前5天和后4天，也就是12月11～20日为排卵期。

2.根据基础体温推算排卵日

基础体温是指人体在较长时间的睡眠后醒来，尚未进行任何活动（如说话、进食或起床等）之前所测量到的口腔体温。一日当中，清晨醒来时是测量基础体温的最佳时机。

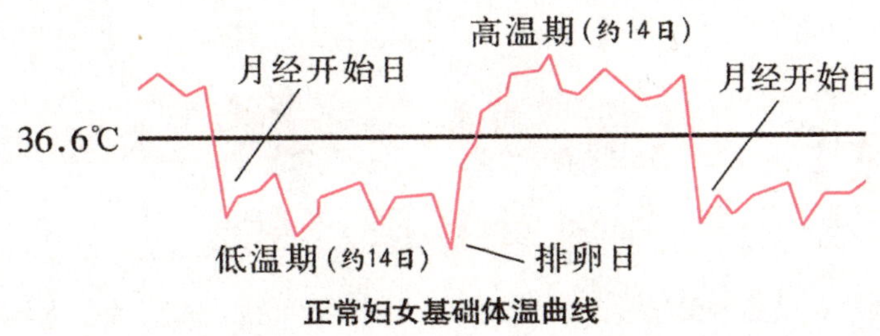

正常妇女基础体温曲线

正常育龄妇女的基础体温与月经周期一样，呈周期性变化，这种体温变化与排卵有关。正常情况下，妇女在排卵前的基础体温较低，排卵后因卵巢形成黄体，黄体分泌黄体酮会使体温上升0.4～0.6℃，使体温呈现高低两相变化。高温期持续12～16天（平均14天）。若没有怀孕，黄体萎缩停止分泌黄体酮，体温下降，回到基本线，月经来潮。若已经怀孕，因黄体受到胚胎分泌激素支持，继续分泌黄体酮，体温持续高温。若卵巢功能不良，没有排卵也没有黄体形成，体温将持续低温。

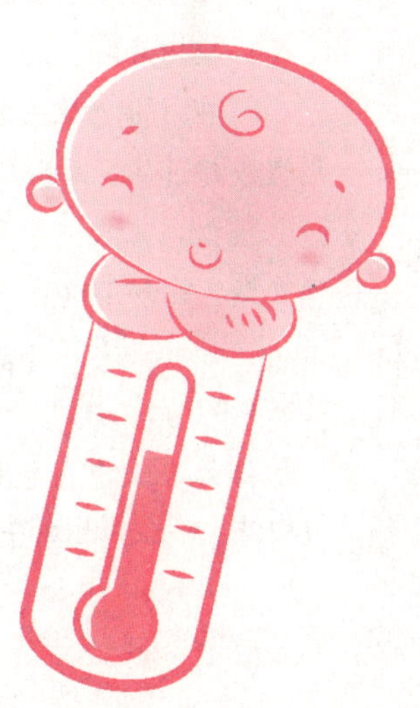

因此，正常妇女的基础体温曲线上体温急剧下降的一天就是排卵日。

3.根据宫颈黏液推算排卵日

随着排卵和月经周期的变化，宫颈黏液的量和性质也跟着发生变化。在月经周期中，先后出现不易受孕型、易受孕型和极易受孕型3种宫颈黏液。

(1)不易受孕型宫颈黏液

这种黏液为月经周期中的早期黏液，在月经干净后出现，持续3天左右。这时的宫颈黏液少而黏稠，外阴部呈干燥状而无湿润感，内裤上不会沾到黏液。这种感觉的天数在每个周期里可发生变化，在长周期里可能天数很多，在短周期里可能很少，甚至没有。此为阴部“干燥期”。

(2)易受孕型宫颈黏液

这种黏液出现在月经周期中的第9～10天以后，随着卵巢中卵泡发育，雌激

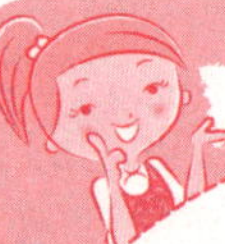

Tips

如何计算预产期

妊娠期自成熟卵受精后至胎儿娩出，一般为266天左右。为便于计算，妊娠通常是从末次月经第一天算起，足月妊娠约为280天（40周）。一旦确诊妊娠，便可预计孩子出生的时间，这在医学上称为“预产期”。大部分准妈妈在预产期前后2周内分娩。对于月经不准或是不太清楚末次月经日期的孕妇来说，用B超核对预产期特别有帮助。

计算预产期的步骤：

1.找出最后一次月经的第一天日期。

2.在月份上减去3或加上9，在日期上加7，就得到预产期的日期。如果日期得数超过30，月份顺延到下月，日期减30。

例如：末次月经是2004年2月5日，则月份=2+9=11；日期=5+7=12，即预产期为2004年11月12日。

又如：末次月经是2004年9月5日，则月份=9−3=6（或9+9=18，即相当于2005年6月）；日期=5+7=12，即预产期为2005年6月12日。

再如：末次月经是2004年2月25日，则月份=2+9=11；日期=32−30=2（即25+7=32，相当于下个月的2号），即预产期为2004年12月2日。

素水平升高，宫颈黏液逐渐增多，稀薄，呈乳白色，这时外阴部有湿润感。干燥感的结束正是黏液的开始。如果月经后没有干燥日，表示黏液已经开始，分泌物发生变化，预示着可孕性。

可以妊娠的期间是，排卵前有黏液的日子到排卵日后的3天内。

(3)极易受孕型宫颈黏液

排卵前几天，雌激素进一步增加，宫颈黏液含水量更多，也更加清亮如蛋清状，黏稠度最小，滑润而富有弹性，用拇指和食指可把黏液拉成很长的丝状（可达10厘米以上），这时外阴部感觉有明显的湿润感。一般认为分泌物清澈透明呈蛋清状，拉丝度最长的一天很可能是排卵日，在这一天及其前后各3天为排卵期。

卵巢排卵后，黄体形成并产生黄体酮，从而抑制子宫颈细胞分泌黏液，所以宫颈黏液又变少而黏稠，成为不易受孕型宫颈黏液，直到下次月经来潮。

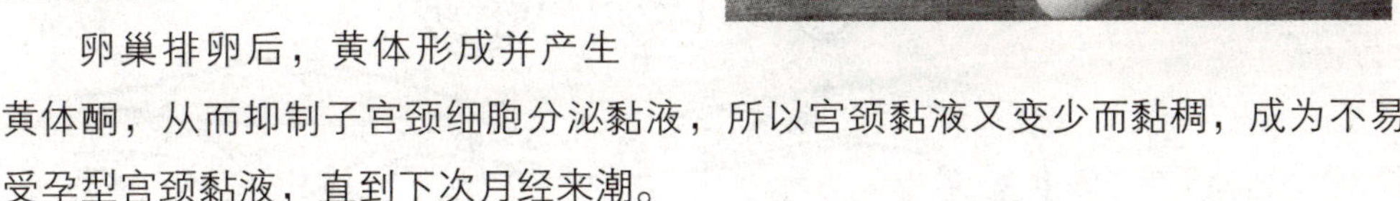

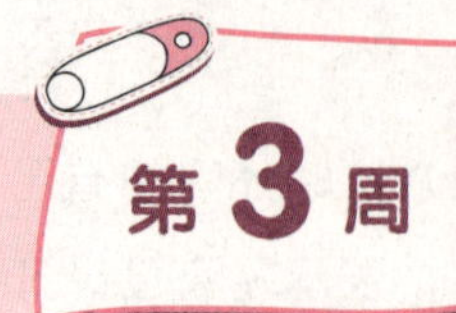

开始安营扎寨

生命起航 卵子和精子在本周结合了，这只是第一步，只是受精过程的完结，受精卵还需要旅行到子宫腔，并在那里安营扎寨，新生命才真正起航。在这个过程中，受精卵可能出现意外，也可能到了子宫腔而不能扎根。因此，你需要等待，直到好消息的到来。

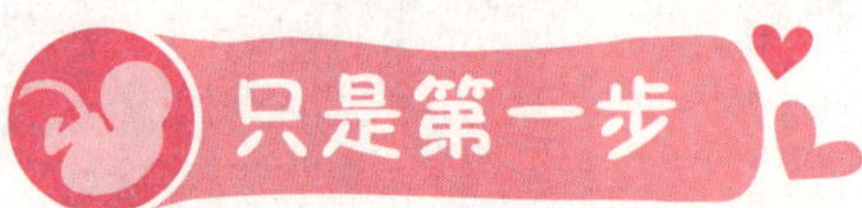

只是第一步

本周，当你工作、走路或睡觉时，你的体内却在发生神奇的改变。

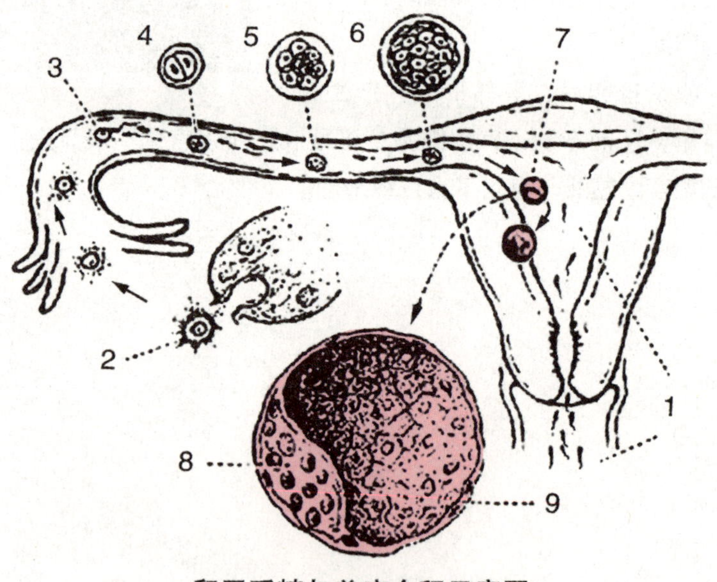

卵子受精与着床全程示意图

1.精子　2.排卵　3.受精　4.合子　5.卵裂球
6.桑葚胚　7.胚泡　8.内细胞群　9.原始滋养层

受精卵在输卵管的蠕动和纤毛的推动下，向子宫腔移动，同时发生分裂（也称卵裂）。约经24小时完成第一次卵裂，变成2个细胞，继而分裂成8个细胞（称“胚球”）。第3天，分裂成16个细胞，形如桑葚，故称“桑葚胚”。第4天，受精卵进入子宫腔，发育成“早期胚泡”。进入子宫后2～3天，受精卵发育成“晚期胚泡”并开始“着床”，“着床”在受精后11～12天内完成。所以，第3周是胚泡植入子宫开始“着床”的时候。但这时“着床”并未成，还不能说“怀孕”成功了。

为了有可能发生的“怀孕”，在这段认定的“受孕期”里，你可能要注意一些容易令人忽视的问题，营造安全的子宫内环境。如果怀孕随后得到确认，你就要这样一直保持下去，直到宝宝安全降临人世。

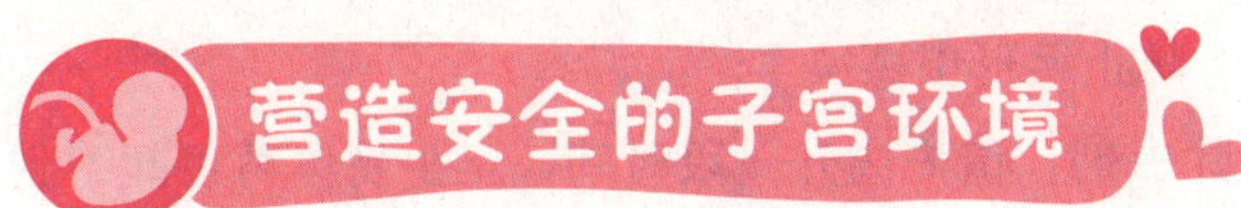

营造安全的子宫环境

为了让宝宝顺利成长，必须努力创造出一个健康的子宫内环境。具体事项如下：

1.不服禁用药物

❶怀孕期间，母亲不能服用禁药，如大麻、迷幻药、咖啡因等。

❷购买饮料之前，要阅读碳酸饮料罐上的标签，或问一问软饮料中咖啡因的含量。如果你喜欢喝热的饮料，试试喝热开水（可以加些柠檬）、热牛奶、热苹果汁或绿茶。

2.远离射线

❶尽量减少看电视、用电脑的时间。与电视机荧光屏的距离至少要保持2米；与电脑荧光屏要保持1米，每次在电脑前不宜超过1个小时。腹部不要正对荧光屏。

❷避免进行X线照射。

❸少用电磁炉和微波炉烹煮食物。启动微波炉时，不要站在微波炉的前方。

❹不要使用电热毯取暖。

❺尽量不使用无绳电话，也要少用手机。尽量少用公用电话，不得已时，讲话时尽量与话筒保持远一点的距离，使用后注意洗手。对自己固定使用的办公电话及家庭电话，要经常用75%的酒精棉球擦拭消毒。

⑥睡觉时，不要将闹钟、随身听、MP3、MP4等放在枕头边，应放在距离自己1米以外的地方。

⑦任何一种电器在不使用时，最好将其插头拔掉。

平时应多吃富含维生素A、维生素C和蛋白质的食物，比如乳类、蛋类、胡萝卜、瘦肉、动物肝、新鲜绿叶蔬菜等，能加强机体抵抗电磁辐射的能力。

3.危险因素

①要注意饮用水的安全性。

②家庭清洁用品是否安全。

③不要上美发店（不要电烫和染发，也不要涂指甲油）。

④将猫、狗委托别人带养（防止弓形虫感染）。

⑤如果邻近公寓正在喷洒除虫剂，请先离开一段时间，至少到你再也闻不到味道为止。

⑥室内定时通风，保证良好的空气质量。

⑦少到人员密集和通风不良的场所。

4.呼吸干净的空气

①不宜居住在交通拥堵的地方或者排污严重的工厂附近，以及常常尘雾笼罩的区域。遇到雾霾天气，请留在室内，并将门窗关闭好。

②如果开车，最好不要自己去加油以避开汽油味，还应尽可能避开拥挤路段，避免跟在排量大的卡车与公共汽车之后。

③尽量少去人员集聚、通风不良的场所，比如电影院与人多的商场等。

④多在幽静的绿荫路上散散步，有条件者可经常置身于远离尘嚣的自然环境中，在森林中做做“森林浴”。

5.其他

①彻底洗净水果和蔬菜，并将外皮去除。

②最好买施有机肥、没有喷洒除虫剂的蔬果。

③远离含铅与水银的油漆、去漆剂，不宜使用香薰产品或芳香剂。

④洗碗要选用优质洗洁精。

⑤有尿意，及时排尿。

6 保持皮肤清洁卫生，勤洗澡。

7 切生肉后一定要洗手。炒菜、吃涮羊肉时一定要把菜炒熟涮透。

8 避免穿牛仔裤、紧身裤及高跟鞋。

9 远离嘈杂的舞厅。若想听音乐、跳舞，可以在家里或安静、整洁、幽雅的环境中进行。

10 避免与患流感、风疹、传染性肝炎等患者接触。

洗澡注意事项

洗澡对平常人来说，是一件小事。但对孕妇，尤其是对怀孕早期的孕妇，洗澡就需要有所注意了。

1.时间不宜过长

妇女怀孕后，洗澡时间不要过长，因为洗澡时间过长可能会出现低氧引起的一些症状，如心悸、气短等。洗澡时如出现一些不适，要及时停止，并到通风良好的房间休息。

孕妇每次洗澡时间不宜超过15分钟，或以孕妇本身无不适感为宜。洗澡后多呼吸新鲜空气。

2.水温不宜过高

洗澡水的温度一般不超过自己的体温为宜。

任何原因引起的体温升高，如感染发热、夏日中暑、高温作业、洗热水澡（尤其是热水泡浴）、剧烈运动等，都可能使早期胚胎受到伤害，特别是胎儿的中枢神经系统受害最为明显。所以，准妈妈如想泡澡，就泡泡脚吧。

3.不宜坐浴

正常情况下，妇女阴道内保持一定的酸度，可以防止病菌的繁殖，起到防御外邪侵害的作用。这种生理现象与卵巢分泌的雌激素和孕激素有密切的关系。坐浴时，浴液易进入阴道内，可能破坏正常的酸度，引发炎症等。因此，孕妇不要坐浴，更不要到公共浴池去洗澡。

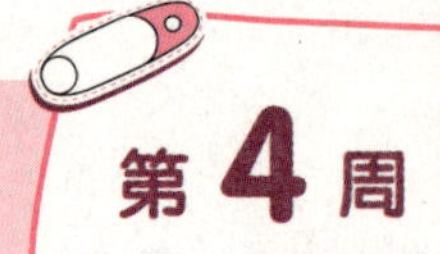

第4周 新生命起航了

生命起航 到第4周，胚泡已悄然在子宫里完成着床了。现在子宫内膜变得肥厚松软而且富有营养，血管轻轻扩张，水分充足。

胚泡在子宫内着床后，迅速向四周伸展，形成胚胎的原始内胚层、原始外胚层，两胚层呈现出圆盘状，即长约2毫米的“胚盘”。到第4周末时，在胚盘内、外两胚层之间，由外胚层分化出一层细胞，形成胚内中胚层，此时3个胚层就形成了。它们是胎体发育的原始基础，每一个胚层都分化为不同的组织。外胚层分化成神经系统、眼睛的晶体、内耳的膜迷路、皮肤表层、毛发和指甲等；中胚层分化成肌肉骨骼、结缔组织、循环系统、泌尿系统；内胚层则分化成消化系统、呼吸系统的上皮组织及有关的腺体，膀胱、阴道下段及前庭等。

到此，“胎儿”此时已经在你的子宫里安营扎寨了，新生命起航了。这段时间，除了在医生指导下继续补充叶酸外，要更加注意营养和休息。

谨防药物致畸

怀孕以后，胎儿各器官发育时间不一，所以胎儿致畸的易感期也不同。例如，中枢神经系统的致畸易感期为受精后15～55天，心脏为20～40天，眼为24～39天，四肢为24～46天，外生殖器为36～56天。妊娠3个月以上的胎儿，各器官已经形成，此时外界环境的致畸影响大为减少。因此，为确保妊娠期母婴安全，应提倡在妊娠期（尤其是妊娠前3个月）少用药或不用药；凡属可用可不用的药物，应一律不用。

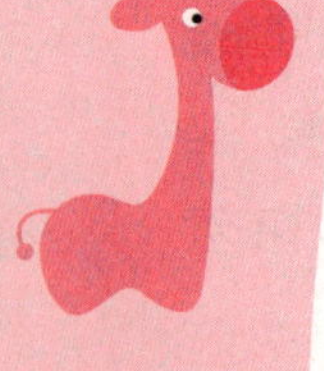

1.用药准则

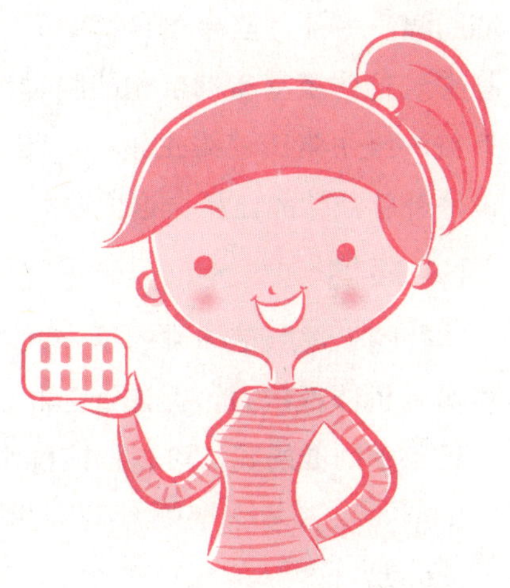

❶一种药可以解决病痛的，不必用几种药；口服有效的尽量少打针。

❷患病非用药物治疗不可时，一定要去医院经医生详细检查和明确诊断后，切实按照医嘱用药，千万不可自己随意滥用药物。

❸即使是按照医嘱用药，但仍出现药物不良反应时，为了慎重起见，应立即停药并及时去医院再做检查与治疗，必要时应在医生的指导下改用其他药物。

❹对怀孕前曾引起过敏或其他严重不良反应的药物，特别是注明“孕妇慎用”或“孕妇禁用”的药物，包括中草药和中成药在内，均应慎用或禁用。

❺多选用中草药，少用化学合成药。

❻患有慢性病需要长期服药的孕妇，妊娠后应根据病情适当减少药物的用量，或者选用对胎儿影响较小的药物。

❼药品疗效有争议的坚决不用。

❽不要轻信药品广告，不要片面理解药物说明书，要听从医务人员的指导。

2.注意的问题

❶由于药物等因素有时还会影响器官的功能，如引起耳聋、肾功能减退等，所以，妊娠12周后用药还应十分慎重。

❷用药要遵医嘱，既不要忌医禁药，又要谨慎用药。

❸任何药物都要经医生指导才可服用。时间与剂量须遵照医生指导。

❹除非经医生指导，否则不可以混合服用任何成药。

❺考虑采用较安全的替代方式来代替服用药物。

坚果为孕期加油

胎儿大脑发育需要的第一营养成分是不饱和脂肪酸，坚果含有丰富的不饱和脂肪酸。另外，坚果类食物中还含有15%～20%的优质蛋白质和十几种重要的氨基酸。这些氨基酸都是构成脑神经细胞的主要成分，同时还含有对大脑神经细胞有益的维生素B_1、维生素B_2、维生素B_5、维生素E及钙、磷、铁、锌等。坚果的确是补脑益智的佳品，这里给大家推荐几种。

1.核桃

补脑、健脑是核桃的第一大功效。它含有的磷脂具有增加细胞活力的作用，能增强机体抵抗力，促进造血和伤口愈合。核桃仁还有镇咳平喘的作用，尤其是经历冬季的准妈妈，可以把核桃作为首选的零食。

推荐食用方法 核桃可以生吃，也可以加入适量盐水煮熟吃。

2.花生

花生蛋白质含量在30%左右，其营养价值可与鸡蛋、牛奶、瘦肉等媲美，而且易被人体吸收。花生皮还有补血的功效。

推荐食用方法 与黄豆一起炖汤，也可以和莲子一起放在粥里或米饭里。最好不要用油炒着吃。

3.瓜子

多吃南瓜子可以防治肾结石；西瓜子性味甘寒，有利肺、润肠、止血、健胃等功效；葵花子所含的不饱和脂肪酸能起降低胆固醇的作用。

推荐食用方法 大多是炒熟了吃。

4.夏威夷果

夏威夷果原产于澳洲，别名昆士兰果或澳洲胡桃。夏威夷果含油量60%～80%，还含有丰富的钙、磷、铁、维生素B_1、维生素B_2和氨基酸。

推荐食用方法 夏威夷果可以鲜食，但更多的是加工成甜味点心。

5.松子

松子含有丰富的维生素A和维生素E，以及人体必需的脂肪酸、油酸、亚油酸和亚麻酸，不但具有益寿养颜、祛病强身之功效，还具有防癌、抗癌之作用。

推荐食用方法 单吃，或者做成美味的松仁玉米。

6.榛子

榛子含有不饱和脂肪酸，并富含磷、铁、钾等矿物质，以及维生素A、维生素B_1、维生素B_2、烟酸，经常吃可以明目、健脑。

推荐食用方法 单吃，可以压碎拌在冰激凌里或是放在麦片里一起吃。

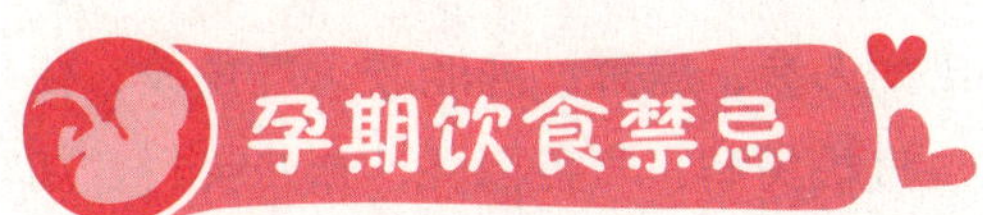

1.忌偏食挑食、追求高蛋白饮食

有的孕妇偏食鸡鸭鱼肉和高档营养保健品，有的只吃荤菜，不吃素菜，有的不喝牛奶，不吃鸡和蛋，造成营养单一，增加胃肠道的负担，并影响其他营养物质摄入，使饮食营养失去平衡。

2.忌无节制地进食

有的孕妇不控制饮食。想吃什么吃什么，想吃多少吃多少，喜欢吃的东西拼命吃，造成有的孕妇过胖、胎儿巨大。有的只是孕妇自己胖，胎儿却很小。

3.忌食品过精、过细

孕妇是家庭的重点保护对象，一般吃精白粉和精白米、面，不吃小米粥和粗粮、麦片，这会造成维生素B_1严重缺乏和不足。

4.忌摄入过多植物脂肪

如豆油、菜油等，造成单一性的植物脂肪过高，对胎儿脑发育不利，也影响母体健康。应提倡摄入适量的动物脂肪。

5.忌高脂肪饮食

长期嗜食高脂肪食物，会增加大肠内的胆酸和胆固醇，可能诱发结肠癌。同时，高脂肪食物能增加催乳激素的合成，促发乳腺癌，不利母婴健康。

6.忌吃刺激性食物

咖啡、浓茶、辛辣食品、饮酒、丈夫吸烟等均会对胎儿产生不良刺激，影响正常发育，甚至导致胎儿畸形。

7.忌随意进补

孕妇经常服用温热性的补药、补品，比如人参、鹿茸、鹿胎胶、鹿角胶、桂圆、荔枝、胡桃肉等，势必导致阴虚阳亢、气机失调、气盛阴耗、血热妄行，加剧孕吐、水肿、高血压、便秘等症状，甚至可能引发流产或死胎等。

8.忌食霉变食品

孕妇食用了被霉菌毒素污染的农副产品和食品后，不仅会发生急性或慢性食物中毒，甚至可殃及胎儿，导致产生遗传性疾病或胎儿畸形，如先天性心脏病、先天愚型等，有的甚至使胎儿停止发育而发生死胎、流产。

9.忌长期素食

孕妇长期素食，不利于胎儿的生长发育。蛋白质供给不足，可使胎儿脑细胞数目减少，影响日后的智力，还可使胎儿发生畸形或营养不良；脂肪摄入不足，容易导致低体重胎儿的出生，婴儿抵抗力低下，存活率较低；对于孕妇来说，也可能发生贫血、水肿和高血压。

10.忌高糖饮食

孕妇摄入过多的糖分会降低人体的免疫力，使孕妇机体抗病力下降，易受细菌、病毒感染，不利优生。

11.忌盲目补钙

孕妇盲目地摄入高钙饮食，如大量加服钙片、维生素D等，胎儿有可能得高血钙症。一般说来，孕妇在妊娠早期每日需钙量为800毫克，后期可增加到1000～1200毫克，补充钙剂前要明确剂量，需要在医生指导下增补。

12.忌咸食

受激素水平变化的影响，孕期出现水钠潴留、妊娠后期一些人会出现水肿，咸食或腌制食品对减轻水肿不利，建议清淡饮食。

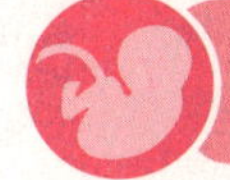

真实故事——怀上的经过

9月份，YJ（月经）后我们就计算着PL（排卵）日，我的周期是32天，初步算出我的PL日在20号左右。

9月18号，早晨体温36.4℃，发现白带有拉丝现象。晚上我们就AA（同房）了，AA后老公帮我把臀部下垫高（放了个枕头），很难受地睡了一夜。

9月19号，早晨体温36.2℃，晚上我们也AA了。AA后，照样把我的臀部下垫高，很难受地睡到半夜，就上厕所了。

9月20号，早晨体温36.3℃，老公很累，没有AA。

9月21号，早晨体温36.2℃，我发现自己有一种无心想AA的感觉，不过AA后，还是照样把我的臀部下垫高，睡到半夜，就上厕所了。

9月22号，早晨体温36.2℃，没有AA。

9月23号，早晨体温36.4℃，RF（乳房）时常会感到胀痛。

9月24号，早晨体温36.5℃，发现我上厕所的次数比平时多得多，还有我的腰很酸，直都直不起。

9月25号，早晨体温36.8℃，腰酸，有点尿频，RF胀痛。

9月26号，早晨体温36.6℃，腰酸，有点尿频，RF胀痛。

9月27号，早晨体温36.8℃，腰酸，有点尿频，RF胀痛。

9月28号，早晨体温36.8℃，腰酸，有点尿频，RF胀痛，早晨起床快的话，有一种恶心感，不过忍一下，就可以过去了。

9月29号～10月2号，每天情况一样：

早晨体温36.8℃，腰酸，有点尿频，RF胀痛，有点恶心。

10月3号～10月5号，每天也情况一样：

早晨体温36.8℃，腰酸，有点尿频，RF胀痛，有点恶心，没胃口。

10月6号，早晨体温36.9℃，有点尿频，RF胀痛，有点恶心，感冒了。

10月7号，早晨体温37.0℃，感冒，腰酸，有点尿频，RF胀痛，有点恶心。

10月8号，早晨体温36.9℃，感冒，腰酸，有点尿频，RF胀痛，有点恶心。

10月9号，早晨体温36.9℃，感冒，腰酸，有点尿频，RF胀痛，有点恶心。去医院正式确定怀孕了。

天啊，我怀孕了，我真的怀孕了！

第2章

怀孕第二个月

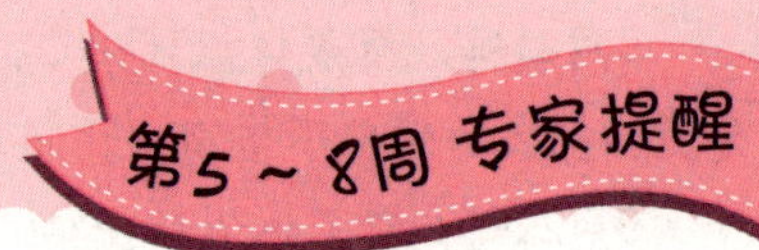

(1) 如果月经期过 7 天，就应到医院确认是否怀孕。

(2) 少量多餐，均衡饮食，多吃高蛋白、高纤维素、高铁、高维生素、高矿物质类食物，并摄取充足的水分。

(3) 避免感冒、受凉，避免出入拥挤的公共场所，也避免与宠物接触。

(4) 勿过度劳累、逛街或参加长途步行旅游等活动，也不要从事打高尔夫球、日光浴、泡温泉、洗桑拿、扎针灸、按摩等活动。不要长程开车。

(5) 每天增加 1 小时睡眠时间。

(6) 每天到绿地或林荫中散步 1 小时。

(7) 严禁烫头发或过度刺激乳头。

(8) 最好理俏丽的短发。

(9) 不吸烟，拒绝饮用咖啡、浓茶、烈酒等饮料。

(10) 严禁服用镇静剂或安眠药。失眠时，可于睡前饮用温牛奶或听轻柔音乐以促进睡眠。

(11) 避免用力的动作（如搬家具、搬晒厚重棉被等）。

(12) 丈夫要关心、体贴、照顾妻子，不要过性生活。

(13) 远离宠物。

(14) 在医生的指导下继续补充叶酸。

第5周 “大姨妈”没有来

妈妈状况 已经进入第5周，“好朋友”还没光顾，你心情是欣喜还是紧张？生命的种子已种植在你的体内。如果对孕育一个小宝贝是有备而来，从大约得知自己排卵那时起，你就会非常敏感地关注着自己的一切变化，期待着所希望的事情发生。由于孕激素的作用，你可能未知怀孕就会觉得身体有了一种异样的充实感。果然，你的身体确实发生了变化，出现怀孕的征象。

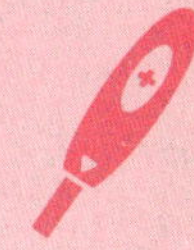

胎宝宝状况 本周，小胚芽才发育成胚胎，小胚胎大约长0.6厘米，有苹果籽那么大，外观很像个“小海马”。胚胎面部器官开始形成，眼睛的视网膜也开始形成，鼻孔可清楚地看到。

月经未至，即使还没有经过验孕确认，也要将自己作为孕妇，时时小心，尽量遵照专家提醒的注意事项行事。每天继续补充叶酸。丈夫也要处处关心妻子，进入准爸爸状态。

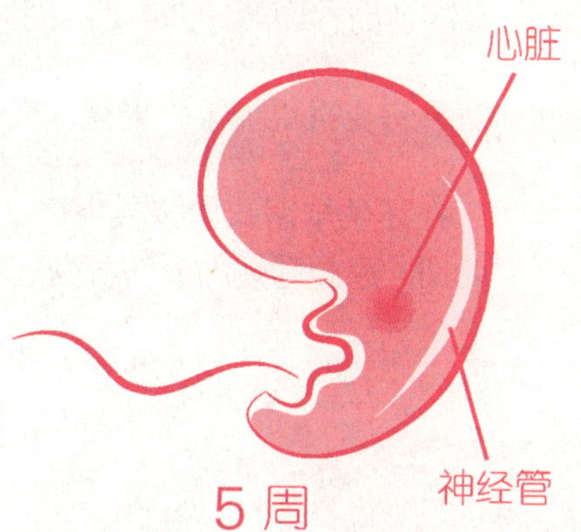

5周

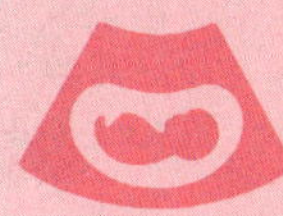

孕早期的生理征兆

以下表格中列举了怀孕早期常见的征兆，这些生理征兆出现的顺序往往会因人而异。

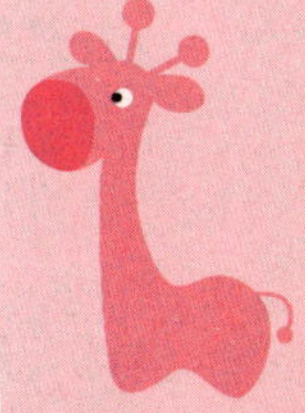

可能会经历	说 明
疲倦	在怀孕的前3个月，你的身体会强迫你睡觉。常常在白天，你会感到极度的疲惫，渴望好好睡上一觉。在上午9点左右，你可能坐在桌前，不知不觉就睡着了。这种异常的疲倦通常过了前3个月就会消退。当你的身体渐渐习惯于怀孕时，就会恢复正常的精力。
晨吐	许多孕妈妈常经历的恶心、呕吐或腹部不适感，晨起时常常较明显。
月经过期	月经该来的时候没来 。
厌恶某些气味	一些气味会让你觉得不舒服。你可能开始有饮食习惯的改变，开始特别想要吃某些以前从来不碰的食物或以前认为没有味道的食物。
乳房改变	乳房变得更加柔软丰盈，乳晕变暗，乳房有胀痛感。
尿频	在怀孕早期，你会因为怀孕的激素改变而变得尿频（怀孕后期，尿频则是因为膀胱受到增大子宫的压迫）。

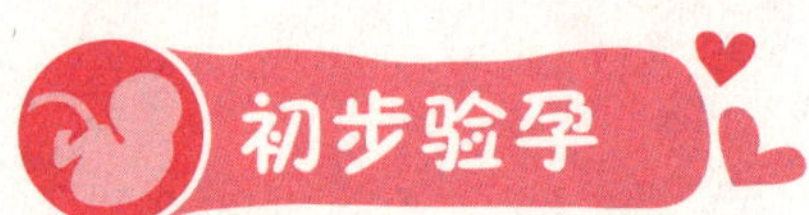

初步验孕

当女性发现月月要来的“好朋友”没来时，就要怀疑是否怀孕了。建议你先去药店购买早孕试条自行测试一下，或直接去妇产科请医生为你检查。

1.初次问诊

“问诊”对第一次到妇产科检查的女性而言，极为重要。因为问诊没做好的话，原本35天一次月经的女性，可能会让医生误以为是28天来一次月经，这时医生为女性所做的验孕，就失去了准确度。

2.如何验孕

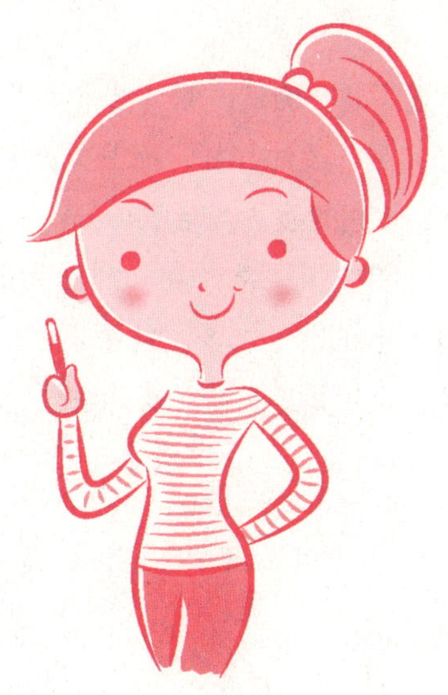

想要验孕的女性，在第一次就诊时，都会被妇产科医生问到“最后一次月经何时来的”，并为你计算一下迟到天数，若超过14天，怀孕的可能性就极高。这时医生会请你拿纸杯到厕所自行收集尿液，再拿到检验科检验，5分钟内就会有结果出现。已证实怀孕的女性，医生会为你计算孕期周数。由于第5周的胚胎太小，准妈妈即使做了超声波也无法看到，所以，医生都会延后1周，再为孕妇做更详细的检查。

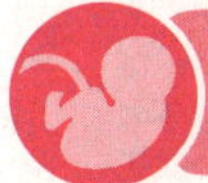

阴道出血并不少见

已经诊断怀孕后，发现阴道出血的现象并不少见。一旦发现就要及时到医院就诊，明确出血原因。如果是先兆流产，医生会给出明确的具体建议。如果是其他原因导致的出血，医生会告知相关的注意事项。

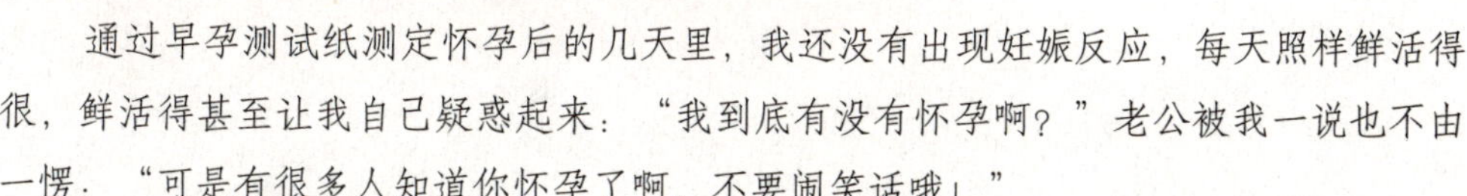

通过早孕测试纸测定怀孕后的几天里，我还没有出现妊娠反应，每天照样鲜活得很，鲜活得甚至让我自己疑惑起来：“我到底有没有怀孕啊？”老公被我一说也不由一愣：“可是有很多人知道你怀孕了啊，不要闹笑话哦！”

我是个超级敏感型动物，月经也比较规律，根据“经验”，而且又用测试纸测过了，基本上我是不怀疑的，但还是有点不安。老公晚饭后要去医院看病人，我立即就说：“再给我买两根早孕测试纸回来！”

他回来的时候，果然带回了两根测试纸。虽然知道要测晨尿才准，但是我还是急急忙忙抓了一根进了卫生间。一测，天啦，由于晚餐我喝了很多汤，排出的尿很清，明显不适合测试，测试结果迟迟不显现。几分钟之后，在灯光下仔细地看了又看，才看见另一道红杠杠，而且是淡淡的。这天晚上，我有些睡得不踏实了："要是假阳性，我就要被人笑话了！"

第二天一早，我一到医院上班就去测了一个血，并且请求医院同事优先帮我化验。上午十一点多，结果出来了，相关的数值都明显升高，确定怀孕无疑！我笑了笑，也不知道是高兴还是尴尬。

第6周　早期反应来了

胎宝宝状况　在你的子宫里，小胚胎正在迅速成长。心脏已经开始有规律地跳动，初级的肾和心脏等主要器官都已形成，神经管开始连接大脑和脊髓。脑下垂体腺和肌肉纤维也开始发育。眼杯、听泡、鼻窝一一出现。四肢的变化也越来越明显。血液循环建立起来，形成胎盘雏形。“胎宝贝”已开始像蚯蚓那样蠕动了。不过这一切奇妙而微小的变化，你无法感受到。

孕妈妈状况　你的妊娠反应开始明显。由于雌激素与孕激素的刺激作用，你的胸部感到胀痛、乳房增大变软、乳晕有小结节突出且颜色渐渐变深。在月经逾期不至的十多天后，多数女性会时感困倦、排尿频繁，常在清晨起床后感到恶心或频繁呕吐，同时出现头晕、食欲不振、恶油腻食物等现象，但对酸性食物有了兴趣，或是突然非常想吃某种东西，且欲望难以遏制。这就是早孕反应，一般在怀孕12周后自行消失。

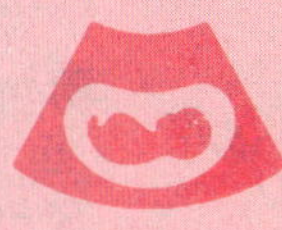

现在基础体温持续升高。如果还没有做早孕检查，该去医院了。不要忘记在医生的指导下继续补充叶酸。

产前常规检查

怀孕是独一无二的，不管你具备多少怀孕知识，接受定期产检是绝对必需的。定期产检，不仅仅只是量量体重、测测血压、检测胎儿、验验尿而已。更重要的是发现问题，解决问题，让你准确地了解胎儿的现况，在心理层面上，给你一种安定感，让你能坦然面对怀孕期间的种种不适。

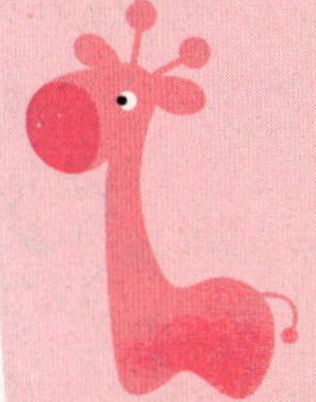

1.正常妊娠产前检查要求

孕周	检查
孕12周前	1次
孕12～28周	1次/4周
孕28～36周	1次/2周
孕36～40周	1次/周
孕40～41周	1～2次/周

孕41周后仍未临产，建议住院，准备采取人工干预措施，诱发临产。有高危因素者，增加检查次数。

2.产前检查的内容

首次早孕检查

1 血：血常规、ABO血型、Rh血型、肝肾功能、乙肝抗体、艾滋病抗体、梅毒抗体、丙肝抗体、空腹血糖。

2 尿：尿妊娠免疫试验、尿常规。

3 妇科检查：了解子宫大小及附件情况。

4 分泌物：清洁度、真菌、滴虫、宫颈细胞学检查、人乳头瘤病毒检测。

5 心电图：根据情况决定是否行B超检查。

妊娠11～14周：B超检查胎儿颈后透明层厚度，进一步核对孕周，通常选择在妊娠13周。

妊娠15～20周：唐氏综合征筛查，通常选择在妊娠16～18周。

妊娠20～24周：B超筛查胎儿畸形，通常选择在23周。妊娠20周后每次产前检查化验尿常规，1次/4周血常规。

妊娠24～28周：妊娠期糖尿病筛查（口服葡萄糖耐量试验OGTT）。

妊娠28～34：B超、骨盆测量、妊娠32周开始胎心监护。

妊娠36周：阴道分泌物细菌培养、清洁度、真菌、滴虫。肛周乙型溶血性链球菌检查。心电图、凝血四项、不规则抗体。

妊娠36周后：胎心监护1次/周。

妊娠37周：B超，分娩方式评估。

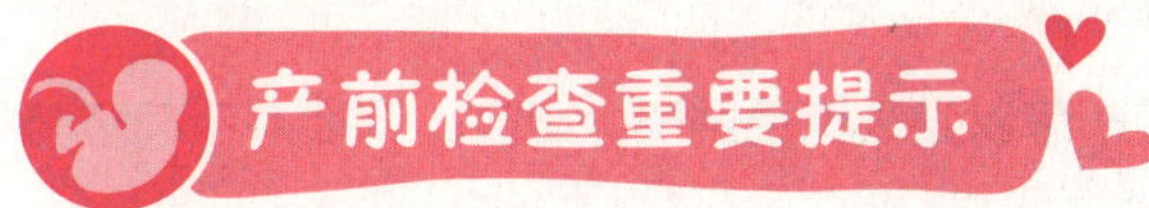

产前检查重要提示

发现怀孕后，尽快到医院确认并做进一步的检查。

遵医嘱保证定期产前检查，以免错过某些项目的适宜检查孕周。

准备一个孕期记事本，将自己的疑问记录在本上，便于就诊时及时咨询医生。

当次检查结束，记住下次检查的具体时间，是否空腹，了解大概做些什么检查。记清一些检查前的注意事项，并认真遵从。

测量体重：为保证测量体重的准确，有可靠的参考意义，测量体重前，排空大小便，尽可能在衣服、鞋、饮食基本相同的条件下测量。

测量血压：建议穿袖子较为宽松的上衣。到门诊后，稍事休息，感觉平静放松后再测量。

静脉采血：如需要空腹采血，自带一些方便食品，采血后即可进食，以免空腹时间过长。采血后用棉签沿血管方向压住进针部位，3～5分钟放开，以避免出血。

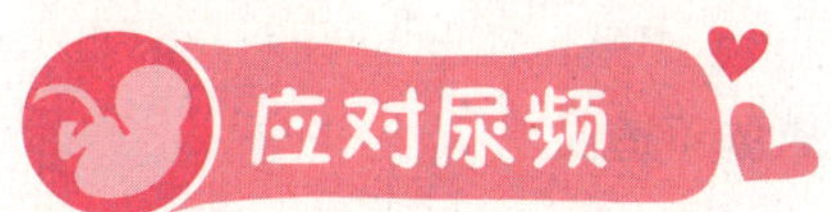

应对尿频

怀孕前三个月，由于子宫不断地长大，邻近的膀胱经常感觉到它的存在，在子宫扩大高出骨盆压迫在空膀胱上时，就会使你产生频繁的尿意，而且每次的排尿时间比平常略长。减轻这种情况的唯一办法就是每次如厕时，尽量将尿排干净。要达到这一点就要强化泌尿生殖系统相关的肌肉：

❶排尿练习：排尿时，试试看能否随意停止四五次。

❷重复做：一天练习4次，每次收缩与放松盆底肌肉10下。熟练一点后，每

天依然做4次，不过每次可以增加到50下左右。

③练习时间慢慢延长：可先练习收缩盆底肌肉，然后从1数到5之后放松，一次大概重复做10次就行了。然后再视情况慢慢增加收缩的时间。

④波浪式运动：由于部分盆底肌肉分别在尿道、阴道与肛门等部位形成回路，为了训练这些部位的肌肉，可以使用波浪的方式，从前向后收缩，然后再从后向前放松。

⑤改变姿势：越来越熟练之后，可以尝试使用躺姿、坐姿、蹲姿等不同姿势来练习上述运动。

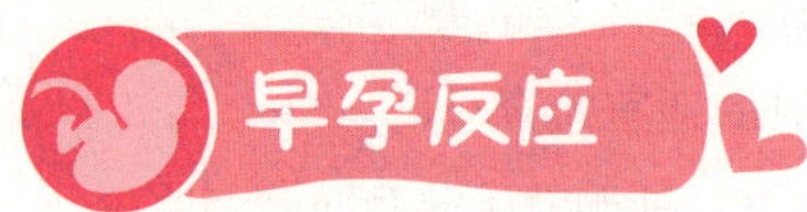

早孕反应

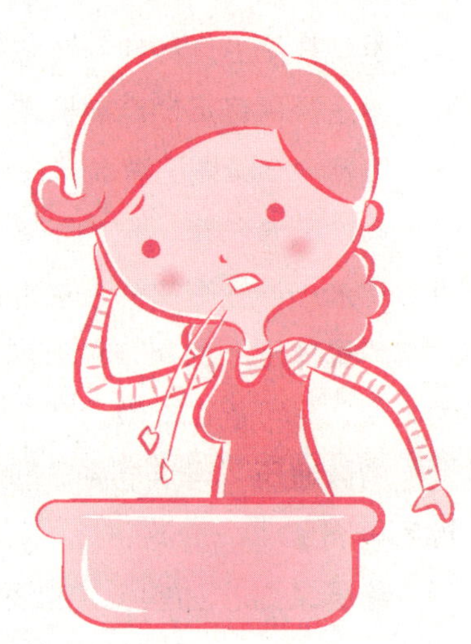

约半数妇女于停经6周左右出现畏寒、头晕、乏力、嗜睡、流涎、食欲不振、喜食酸物或厌恶油腻、恶心、晨起呕吐等症状，称早孕反应。早孕反应多于妊娠12周左右自行消失。

许多孕妇常经历的恶心、呕吐或腹部不适感，很容易让怀孕的美好感觉变得很痛苦。有些孕妇对某些味道重的食物，像大蒜、鱼或咖啡，闻之即呕。原来喜欢的芳香气味，现在可能会闻之即吐；原来喜欢的食物，现在也可能令人作呕。大约80%的孕妇有恶心、干呕、呕吐等现象。

许多孕妈妈发现下面的方法可以减轻早孕反应的不适：

1.让每一天有个美好的开始

晚上上床前吃点东西，可避免早晨起床后恶心，至少不会在饥饿感中开始一天。可吃些清淡的食物，首选水果，或者作用持久的谷类、面食等。

早晨的活动尽量轻松愉快，慢步、冥想或者阅读都很不错，开启美好的一天。

2.力求穿着舒适

穿着舒适自在，可穿宽松的棉质衣服，别穿高跟鞋。

3.保持舒服的姿态

让胃的出口低于入口，逆流状况就会减轻。吃饱后，尽量直坐或是靠着，不宜仰面平躺。

4.保持良好的情绪

情绪不佳时，可以听听舒缓的音乐，也可以与爱人一起散散步，或者与好朋友聊聊天。遇到问题，时刻提醒自己：最重要的是肚子里的宝宝。

5.把家务分些出去

让丈夫做些家务事，自己在床上躺躺吧。想吃什么就叫丈夫去买，你正在孕育一个新生命呢。

6.出门走走

新鲜空气、不同的景色、拜访朋友或看场电影，都可以让你分散注意力而感觉好些。如果你想要活动，那就活动吧；如果想休息，那就好好休息。

7.尽量避开刺激物

避开刺激物，尤其是引发过呕吐恶心的刺激物。日常生活中，多多留意，尽可能地避开各种刺激物。

8.尽量让胃舒服些

少食多餐，多食易于消化的食物，胃就会舒服些。具体建议如下：

1 尽量避免吃难以消化的高脂肪或油炸类食物，如炸鸡、薯条、肥肠等。可以吃些令人口渴的食物，如泡菜、苏打饼干等，这样你就可以多喝点水，避免因脱水加重恶心。

2 空胃对唾液非常敏感，一碰到就容易引发恶心。因此，不要将唾液吞到你空空的胃里，在吃容易引发唾液分泌的食物（咸的或干的食物）之前，应先喝牛奶或果汁，将胃滋润一下。

3 吃些瓜类、葡萄、莴苣、苹果、梨等水分多的食物。

4 吃高热量的面包、麦片和饼干等。

5 有时你可能不想吃也不想喝，但不吃不喝情况会更糟。设法吃点东西吧，什么都行。

缓解呕吐

孕吐是早孕反应的主要现象，前面讲的也都有利于缓解孕吐，下面再专门介绍一些具体措施。

1.饮食上

❶少量多餐。只要觉得饿了就吃东西，少量多餐。

❷吃原味食物。吃原味的米饭、原味酸奶、新鲜水果等能减少孕吐。

❸吃爱吃食物。调味应符合孕妇口味，烹饪方法以炒、炖和清蒸为主。

❹改变温度。见热的想吐就换成冷的；冷饮让你想吐就换成热饮。

❺吃点姜。姜能减轻恶心、呕吐的症状，随身带一些姜茶或者姜糖。

❻闻柠檬。切开柠檬闻一闻或舔一舔，清新的香味和酸味能缓解孕吐。

2.工作期间

❶放些手绢、纸巾和塑料袋在包里，以备不时之需，避免一些尴尬。

❷随身携带一些适合自己的小零食，寻机进食，避免因饥饿或者低血糖影响工作。也可以喝些果汁，与茶或咖啡相比，果汁更适合孕妇。

❸中午食欲不振，可到超市转一转，说不定会想吃看到的某种食物。

❹如果工作不能缺位，就提前和你的同事或拍档打好招呼，以便你去洗手间时他们可临时接替你的工作。

❺如果妊娠反应特别严重，要请几天短假在家休息。

贴心提醒

妊娠剧吐（严重的持续性呕吐）会导致脱水，甚至危及胎儿。如果出现下列情况，应立刻去医院：

呕吐严重，进食即吐，或者根本不能进食，尿量减少。

第7周 保持良好情绪

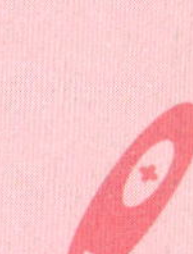

胎宝宝状况 到本周末时，胚胎的大小有1.2厘米左右，形状就像一颗蚕豆。这段时期，胚胎细胞仍在快速地分裂。胚胎的鼻孔开始形成，消化系统也在生长着，耳朵部位有些凹陷；四肢继续成长，手指也开始发育；心脏开始划分成左心房和右心室，每分钟的心跳可达150次；脑垂体也开始发育。

孕妈妈状况 虽然你的外表还看不出有什么大的变化，但在你体内的变化却是翻天覆地的。这段时间里，大多数孕妇在早晨醒来后会感到难以名状的恶心，嘴里还有种说不清的怪味道。你随时可能有饥饿的感觉，甚至会饥不择食地吃掉很多种食物——所以用不了多久，你就会发现自己的体态有所改观。此时切不可过多地考虑体形，因为目前这几周是“胎宝贝”发育的关键时期，维持胎儿生命的器官正在生长，一定要保证营养的供给。

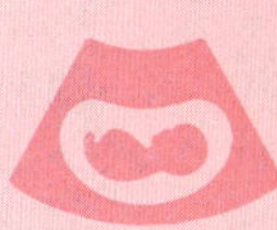

最近一段时间，也许你的情绪波动很大，但要提醒你的是，孕6～10周是胚胎腭部发育的关键时期，你焦虑的情绪会影响胚胎的发育，导致胎宝贝腭裂或唇裂。

同时，不要忘记在医生的指导下继续补充叶酸。

告别烦恼的方法

孕妈妈烦恼不安，情绪会传到胎儿的大脑中心，使胎儿的血管收缩，导致胎儿紧张。据调查，在孕7～10周内，孕妇精神极度不安，胎儿唇裂或腭裂的发生率较高。特别是前3个月，正是胎儿各器官形成的重要时期，如孕妇长期情绪波动，就可能造成胎儿畸形。

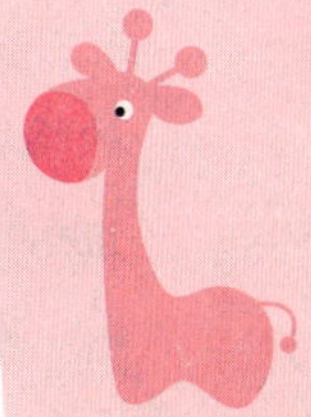

良好的心态，融洽的感情，是达到优孕、优生的重要因素。在夫妻感情融洽、家庭气氛和谐、心态良好的情况下，受精卵就会

“安然舒适”地在子宫内发育成长，生下的孩子就更健康、聪慧。那么，怎样摆脱消极情绪呢？

1.告诫自己

在孕期，要经常有意识地告诉自己不要生气，不要着急，宝宝正在看着呢！当你感到烦躁或焦虑时，有意识地花一些时间让自己平静下来，并把宁静的情绪传达给胎儿。尽管无法避免所有令人紧张的情况，却可以用更为积极的态度调控这些情绪。这样做，其实就是在教育孩子如何表达不同的情感，将为孩子今后的生活打下良好的基础。

如果你以前是爱较真的，对生活中的一些看不惯的小事儿，现在大可以睁一只眼，闭一只眼，让自己保持平和的心态。

2.转移注意力法

有时候，消除烦恼的最好办法就是离开那种不愉快的情境，可以通过一项自己喜欢的活动，如听悦耳轻快的音乐、欣赏美术作品、多看美丽的景色、多读有利于心身健康的书刊，或者散步等，使你的情绪由焦虑转向欢乐。

3.释放法

这是相当有效的情绪调剂方法，可通过写日记或向可靠的朋友叙说自己的处境和感情，使烦恼烟消云散，得到令人满意的“释放”。

4.环境调节法

每天抽出30分钟的时间，到家附近草木茂盛的宁静小路上或者公园里散散步、做做体操，调节紧张心情。如果能见闻蝶舞鸟鸣，就能更好地帮助你消除紧张情绪。

5.社交调节法

抽一些时间，将自己置身于乐观向上的人群中，充分享受友情的欢乐，使你的情绪得到积极的感染，从中得到满足和快慰。同别的孕妇及其配偶叙谈交流，也可以有效地舒缓紧张情绪。

6.冥想法

闭上眼睛，想象宝宝的可爱模样、姿态等，把你的情感传达给胎儿。维持内心的宁静状态，胎儿也会受到良好影响。以下措施有助于冥想效果：

❶沉思前半个小时左右，不吃喝任何东西。

❷找一个温暖、安静稍微暗些的房间。

❸穿着宽松的衣服，背部挺直，找个舒适的姿势坐着。地上可放把椅子或是垫子。

❹把注意力集中在呼吸上，或是房间里的某个物体上，或者重复一句话或某个音节。

❺如果出现某些让你心烦或激动的事，随它们去，再把注意力集中在你所选的焦点上。

7.改善生活环境

布置一个温馨、宁静而又浪漫的环境并不困难，只要在房间的布置上做一些小小的调整就会产生很好的效果，比如：

❶适当添置婴儿用的物品。让那些购买来的可爱婴儿小物件（婴儿的衣服、浴巾等）随时提醒自己：一个小生命即将来到身边！

❷同时，可在床头的上方贴上漂亮的婴儿画。一边看婴儿画一边联想自己宝宝的样子是很有趣的，你会很容易感受到自己宝宝的可爱动人。

孕早期饮食指导（第1~3个月）

孕早期，一方面孕妈妈受妊娠反应困扰，胃口不佳，另一方面是胎儿主要器官发育形成的阶段，特别是神经管及主要内脏器官的发育。在这个时期，胎儿的器官发育特别需要维生素和矿物质，尤其是蛋白质、叶酸、铁。

孕早期的膳食以重质量、高蛋白、富营养、少油腻、易消化吸收为原则。少食多餐，选择孕妇平常喜好的食物，但不宜食用油腻、油炸、辛辣等不易消化和刺激性强的食物，以防消化不良或便秘而造成先兆流产。进食时，固体与液体食物最好分开，即在正餐完毕后隔些时间再喝水或汤。

1.膳食结构

❶粮谷类食物：包括米、面、杂粮、赤豆、绿豆及含脂肪多的坚果类。这些

食物可提供能量，供给蛋白质、无机盐、B族维生素、膳食纤维。每日最低摄入量应在200克以上。

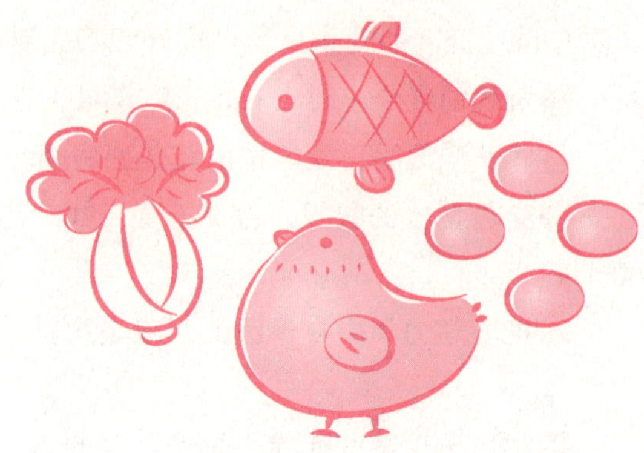

❷蔬菜、水果类食物：它们主要供给孕妇维生素和无机盐，如胡萝卜素、维生素C、维生素B_2、钙和铁。每日摄入量至少应该在500克以上。

❸动物性食品：如猪、牛、羊、鸡、鸭、鹅肉及肝、肾、心、肚，水产类、蛋类。这些食物蛋白质含量高，容易消化吸收，是最重要的优质蛋白质的来源，还可提供一定的脂肪、脂溶性维生素和无机盐。每日摄入量至少在100克以上。

❹乳类和乳制品：它们是营养最完全的一类食品，富含蛋白质和容易吸收的钙。孕妇每日应尽量保证摄入乳类和乳制品200克。

2.注意的问题

❶少喝或不喝浓茶、咖啡及含咖啡因的饮料。当然，烟和酒绝对是不碰为宜。

❷避免食用各种腌制食品，以及含有食品添加剂、人工色素、防腐剂的食品。

❸尤其要防止孕吐造成营养供给不足，缓解孕吐的方法参见46页。

❹妊娠反应严重的，可适当加服维生素B_1、维生素B_6，每日服3次，每次10毫克，连服7～10天，以帮助增进食欲，减少不适感。

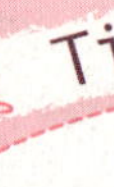

Tips

不要乱服维生素

维生素制剂种类繁多，建议选择妊娠期专用制剂，这些制剂的成分和配比考虑到妊娠期母体和胎儿的生理特点，不同于普通的维生素制剂。

孕期维生素制剂补充，宜在医生的指导下服用。

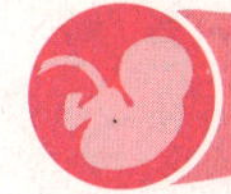

营养菜单——孕早期

1.鱼片豆腐

【材料】豆腐100克，鱼片150克，上汤900克，姜1克，油、料酒、精盐、胡椒粉各适量。

【做法】热锅油熟后放姜、鱼片在锅中煎透，放入料酒，加入豆腐条，入上汤。汤滚至奶白色，撒上精盐、胡椒粉即可。

2.冬菇菠菜汤

【材料】冬菇50克，菠菜250克，姜片、上汤、盐、糖各适量。

【做法】冬菇用清水浸软、切片，菠菜切段。热锅下油爆香姜片，放入冬菇及上汤煲滚，文火煲约15分钟。下菠菜滚熟，放入盐糖调味即成。

3.泥鳅鱼汤

【材料】泥鳅120克，盐适量。

【做法】将泥鳅用热水洗去黏液，剖腹去内脏，用油煎至金黄。加水1碗半，煮汤至半碗，用盐调味即成。

4.鲜菇肉丸

【材料】鲜菇50克，青菜50克，瘦猪肉馅100克，上汤600克，盐、酱油、葱片、胡椒粉、水淀粉适量，蛋清1个。

【做法】鲜菇、青菜洗净切细。瘦肉馅入酱油、葱片、水淀粉、蛋白、盐调匀。将锅洗净，注入上汤，放入鲜菇、青菜烧滚，把调制的瘦肉馅做成肉丸逐个迅速落汤烧滚至熟，用精盐、胡椒调味即成。

5.蛋糕蒸鲫鱼

【材料】活鲫鱼1尾，鸡蛋200克，料酒10克，盐1.5克，鸡油5克，葱段20克，鲜姜块（拍松），高汤150克，姜汁适量。

【做法】

（1）把鲫鱼去掉鳞、鳃、鳍，从鱼的鳃下部用刀切一个三角口，取去内脏，要特别注意不要弄破苦胆，洗净鱼身；将鱼在开水锅中煮至5～6成熟时捞出，控净水分。刀口朝下放在大碗中，并将葱段、姜摆放在鱼身上。

（2）鸡蛋取蛋清用筷子搅散，加料酒、盐、姜汁、高汤，用筷子搅拌均匀，倒在鱼身上，盖上盖，放入笼屉蒸熟（不超过20分钟），取出后拣去葱姜，淋上鸡油即成。

6.姜汁鱼片

【材料】鳜鱼500克，蛋清250克，姜50克，盐3克，香油适量。

【做法】

（1）将鳜鱼从脊背处下刀剔去鱼骨，去皮、去头、剔成净鱼肉，把鱼片切成5厘米宽的段，再切成0.6厘米厚的片，加入盐、姜末、香油，打好底味，腌制数分钟，再加少许蛋清，淀粉抓均匀，姜切成末放在碗中，将香油烧热冲在姜末碗中。

（2）锅内放入水，开锅后把锅端下分批下入鱼片，注意不要大开锅，鱼的肉质很嫩，下入锅里有片刻即熟，然后再入第二锅，直到鱼片全部氽完为止，将鱼片放入托盘里，把香油冲的姜汁倒在鱼上即可。

7.鱼豆腐

【材料】鲫鱼3条，豆腐1000克，鸡蛋2个，青蒜少许，酱油15克，料酒20克，盐12克，花生油100克，水淀粉适量。

【做法】

（1）鲫鱼开膛洗净，取其中两尾鱼，剔下鱼肉，切片去皮，用刀背砸成细泥状，豆腐砸成泥状。葱切少许葱段，姜切少许，青蒜择洗干净切成末。

（2）葱段、姜片放入碗中加放料酒、清水略泡片刻，把汁倒入鱼泥中，将鱼泥解散成稀糊状，用箩过一遍。再把豆腐泥和鱼泥和在一起调匀，加入蛋清搅匀。然后取一长方盘，先抹上油，把拌好的豆腐鱼泥倒入盘内，约摊11毫米厚（如果无盘可用屉布，四周用木条架起亦可），上笼用中火蒸透，取出切成3厘米宽、4厘米长的条，放入盆内，用凉汤加入盐泡上。

（3）锅烧热注入花生油，把剩下的鱼放入，两面略煎一下（用油略炸一下亦可），倒入漏勺。锅内放油，下花椒炸出香味，放入豆瓣酱（剁细）炒透，加汤、酱油、料酒、葱花、姜末，放入鱼浇之，待鱼烧入味，用手勺在锅内把鱼搅烂，用小眼漏勺把鱼骨捞出，再用箩把汤过一遍。

（4）把过好的鱼汤倒入锅内上火，把豆腐条滤掉汤轻轻推入锅内，用小火慢慢烧，待汤快要收干时，用少许水淀粉勾芡，撒上青蒜末，用手勺轻轻推匀，倒在盘内即可。

8.糖醋白菜

【材料】大白菜200克，胡萝卜50克，油、糖、酱油各6克左右，花椒2粒，团粉3克。

【做法】将白菜洗好，切成斜片；将胡萝卜切成斜片。将糖、醋、酱油、团粉混合在一起。油锅熬热后，先煸白菜，后放胡萝卜，待近熟烂，将糖醋汁倒入调匀即成。

9.奶油白菜

【材料】鲜牛奶50克，大白菜250克，盐与猪油各6克，团粉1.5克。

【做法】将白菜洗好，切成4厘米长的小段。把油熬热，稍凉，将白菜倒入，再加些肉汤或水，烧至七八成烂，放入盐。将团粉用少量水调匀，再将牛奶加在团粉内混匀，倒在白菜上成为乳白色汁液，再烧开即成。

10.油豆腐油菜

【材料】油菜200克，油豆腐50克，酱油6克，食油6克，团粉1.5克，糖、料酒各1.5克。

【做法】油菜洗净切段，梗叶分置，油豆腐切成块。油熬热后先煸菜梗，加盐，再下菜叶煸几下，然后将油豆腐放入一同炒几下，加酱油和少量水烧开，再加入糖，最后再将团粉加水和匀，倒入锅中，调成稀汁状即成。

11.清蒸大虾

【材料】带皮大虾500克，香油10克，料酒、酱油各15克，醋25克，汤50克，葱、姜、花椒适量。

【做法】大虾洗净，剁去脚、须，摘除沙袋、沙线和虾脑，切成4段，葱切条，姜一半切片，一半切末。大虾段摆入盘内，加入料酒、葱条、姜片、花椒和汤，上笼蒸10分钟左右取出，拣去葱、姜、花椒装盘。用醋、酱油、姜末和香油兑成汁，供蘸食。

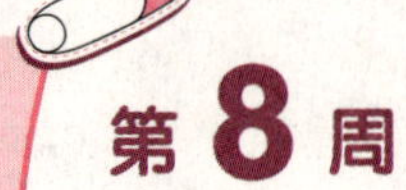

第8周 适当调整生活节奏

胎宝宝状况 到本周末，“胎宝贝”可长到2.5厘米左右，体重约3克。进入第8周后，胚胎已初具人形，但是小尾巴还没有完全消失。心脏和大脑已经发育得非常复杂，眼睑开始出现褶痕，鼻子部位也渐渐挺起，牙和腭开始发育，耳朵也在继续成形，小胳膊在肘部变得弯曲。手指和脚趾之间隐约有少量蹼状物。眼、耳、鼻、口已可辨认，胎盘和脐带形成，并会做踢腿、伸腿、抬手、移动双臂的小动作了——尽管你丝毫察觉不到。

孕妈妈状况 此时孕妈妈的子宫增大，但腹部外观仍无明显改变。乳房发胀，乳头、乳晕变黑而敏感。

不要忘记在医生的指导下继续补充叶酸。第8周，别忘记了到医院接受例行产检。

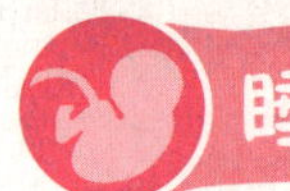

睡好踏实觉

你越感到怀孕，睡眠困难就越大。以下有几种方法，也许可以帮助你更好地享受夜间睡眠。

1.别把工作带回家

不要把工作，至少不要把工作上的忧虑带回家。对工作的担忧可能会使你一夜睡不好。

2.睡前吃些点心

❶睡前吃些清淡的点心，如全麦面包、乳制品、瘦肉（特别是火鸡肉）以及一些水果，会有助于安睡。

❷为减少夜里肌肉抽筋发生的概率，试着夜间服用钙补充剂。

❸晚上可以试着喝上一杯菊花茶，菊花茶具有镇静、安眠的功效。

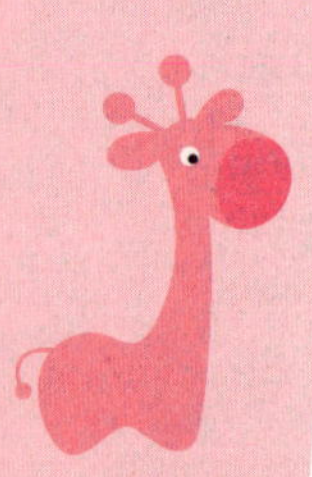

❹避免食用含咖啡因食物、饮料。

❺睡前别喝酒，切忌服用安眠药。

3.少吃含有利尿成分的食物

下午3点之后，避免食用或饮用一些具有利尿成分的食物或饮料，如含咖啡因的咖啡、茶、可乐等，或小红莓汁以及芦笋等。睡到半夜，感到有尿意时，马上爬起来把尿排掉，不要憋尿。

4.选择舒适的床铺

❶尽可能挑软一点、大一点的床铺，让身躯得以做最舒适的伸展。

❷新鲜空气可以帮助入睡，睡觉时可以打开窗户。如果太冷不便开窗，不妨使用加湿器，尽量让房间空气保持湿润，这样就会觉得舒畅一些。

5.保持良好的睡姿

怀孕前3个月，最好侧卧位。怀孕后3个月，朝左侧睡可能是最好的姿势。不必过于担心什么样的睡姿会影响胎儿的健康。事实上，大多数孕妇晚上睡觉的姿势会变来变去，根本不可能整晚固定在同一种睡姿上。

6.放松心情入睡

睡觉是一件很自然的事，不要强迫自己。如果你真的睡不着，以下几种方法也许可以帮得上一点忙：

❶随意阅读内容轻松的散文、杂志。千万别在这个时候读那些内容血腥、刺激、有悬念和使人高兴的小说！

❷与丈夫轻松交谈一会儿。

❸看部令人神经放松的电影。喜剧可使人发笑，而欢笑可松弛神经，看部至少是那种结局完美一点的片子。

❹舒舒服服泡个热水澡（温度不要太高），请丈夫帮你从头到脚按摩一番。

❺听些能使你进入梦乡的歌曲。芭蕾和古典音乐都有缓慢升降的高潮和低潮，催眠作用很好；主题略显单调并有多次重复的乐曲也一样。你还可以试试听些声音单调重复播放大自然中声音的音乐，如潺潺的小溪流水声，或是海浪拍打岸边的声音。

7.注意

❶适度地增加运动可以帮助睡眠，但不要在睡前1个小时做剧烈运动。

❷睡不着时，千万不要生气、心急，否则，更急更气更难入睡。

❸也不要担心睡眠不足影响胎儿，其实，睡眠不足不会伤着宝宝。

做家务注意事项

1.家务料理

❶随着妊娠周数的增加，准妈妈的肚子越来越大，本身的负荷就很重，身体不那么灵活了，所以做家务时，要以“缓慢”为原则，以不直接压迫到肚子的姿势作为最基本的原则。

❷做家务时不要长时间站立，建议做15～20分钟家务休息10分钟。

❸有些准妈妈平时对家务要求严格的话，怀孕时就可以稍微降低标准了。当然，最重要的是，家中其他成员能分担家务，让准妈妈无后顾之忧。

❹做家务应以不影响孕妇身体的舒适为原则，切忌过度。如果突然出现腹部阵痛，或是子宫收缩，要赶紧停止手里的活计，躺下休息。如果还不能缓解，就要赶紧就医了。

❺许多孕妇在孕初期的反应十分严重，根本无法做家务事。此时丈夫和家人应适时分担家务。

❻双手往上或往下的姿势太多，会牵扯到肚子，要尽量避免做这些动作。

❼孕妇不适宜提太重的东西。

2.打扫清洁

❶打扫卫生，最好能够使用不需要弯腰打扫的器具，要避免蹲下或跪在地上。

❷浴室内不仅很容易滑倒，而且清

贴心提醒

1.孕妇做家事，要分段进行，且不能以未怀孕前的标准来要求自己，最好动员丈夫和家人齐动手。

2.出现下列情况的孕妇，不适合做家务：

(1)先兆流产。

(2)先兆早产。

(3)医嘱需要休息的其他各种情况。

洗浴室需要许多弯腰的动作，就交给准爸爸吧！

3 贴身的小衣物只需站在浴室的洗脸柜旁搓洗就可以了，至于大件衣物，就交给洗衣机吧！

4 晒衣服时，孕妇就要踮起脚尖来够衣架，很危险，最好使用可以升降的晾衣架，使用方便、安全。

5 收拾东西或擦桌子时，不要将腹部紧靠桌面，使劲地够向远方。宁可多移动身体，小块地擦，也不要偷懒而拉扯到腹部的肌肉。

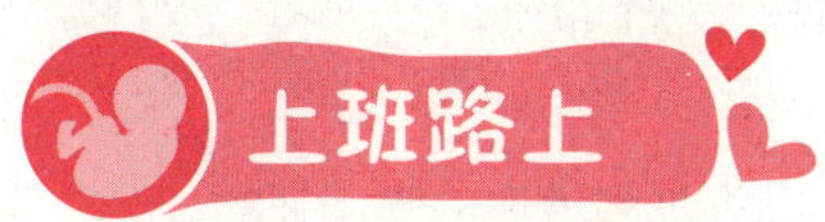

上班路上

怀孕初期，许多孕妇还要到单位上班，在选择使用交通工具时需要学会保护自己和腹中的宝宝。

1.骑自行车

怀孕初期和中期，很多孕妇骑自行车上下班，只要骑车时间不太长，还是比较安全的。但要注意以下几点：

1 不要骑带横梁的男式自行车，以免上下车不方便。

2 套个厚实柔软的棉布座套，调整车座倾斜度，让后边稍高一些。

3 骑车时活动不要剧烈，否则容易下腹腔充血，容易导致早产、流产。

4 骑车时车筐和后车座携带的物品不要太沉。

5 不要上太陡的坡或是在颠簸不平的路上骑车，这样容易造成会阴部损伤。

6 在妊娠后期，最好不要骑车，以防羊水早破。

2.乘公共汽车

乘坐公交车是最经济而且安全的选择，但乘车时间应该避开上下班乘车高峰，以免因为空气质量差而加重恶心的感觉。公交车后部比前部颠簸得厉害，所以应该选择前面的座位。

3.自驾汽车

系好安全带，遵守交通规则，避免急刹车。长距离驾驶时，中途要注意休息。最好放弃长距离的驾驶。

让工作更舒适

怀孕期，你在办公室做一些简单的布置，就可以舒适地工作了。每一点微小的变化都会给你带来一天的好心情，试试看吧。

①穿舒适的鞋，在办公桌底下放个鞋盒作搁脚凳。在办公室放双拖鞋是不错的选择。

②穿宽松舒适的连衣裙。

③找其他做过母亲的同事帮助。

④多喝水，在你的办公桌上准备一个大水杯，随时倒满你的喝水杯。

⑤如果你不得不去洗手间，尽快去。

⑥把你的桌椅调整得尽可能的舒适。

⑦避免危险的工作场所。

⑧自我减压，如果在工作场所不能自己调节压力，尝试一些办法去对付它，如深呼吸、舒展肢体、做简短的散步等。

⑨接受帮助，如果你的同事小心地照料你，你不要介意，应为有一个支持你的空间满意。在你的生命里，这是一个非常特殊的时期，所以不必感到害羞而拒绝别人的帮助。

⑩工作一段时间后要适当地做做伸展运动，抬腿并适当按摩小腿部以减轻压力。

⑪无论站着或是坐着，尽量保持一个端正的姿势会使你感觉更自信，也使你看上去没有那么笨重、气喘吁吁。

贴心提醒

1.不要像孕前那样超负荷工作。

2.偶尔的小憩对你也是非常有用的。午休时间，可以打个盹儿。

3.一天工作过后，要充分休息，保持良好睡眠。

4.经常操作计算机的女性，要调整好时间，每隔1小时左右，要起身活动，不要长时间久坐，停止操作计算机后，要彻底清洁面部。

第3章

怀孕第三个月

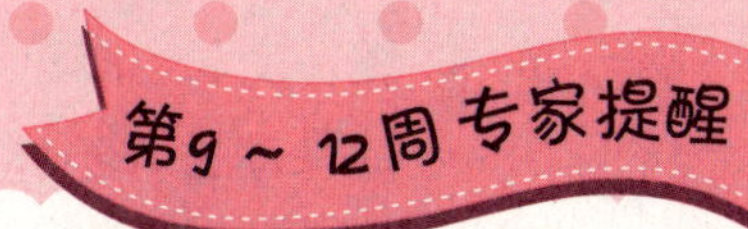

(1) 要避免过度劳累或激烈运动。避免攀高取重物或提担重大物件。

(2) 孕妇情绪暴躁、易怒、容易激动，宜进行适度的户外活动或参加自己有兴趣的文艺活动，以调适良好心情。

(3) 温度适宜时每天到公园、绿地散步 1 小时。

(4) 每天至少有 8 小时的睡眠，每天中午最好睡 1~2 小时。

(5) 勿穿紧身衣裤，选择穿低跟及止滑的鞋子。

(6) 选择做轻松的家务活，一次不要做太多。

(7) 勿暴饮暴食。食物要清淡、爽口，多吃蛋白质含量丰富的食物及新鲜水果、蔬菜等。如果呕吐得厉害，要去医院检查，输液治疗很有效。

(8) 饮食以低盐为主，每日的摄盐量以 7~10 克为宜。

(9) 坚持早、晚认真刷牙、漱口。

(10) 蚊虫叮咬后，切忌涂用清凉油。

(11) 在医生的指导下继续补充叶酸。

第9周 现在是胎儿了

胎宝宝状况 从本周开始，曾经的“胚芽”已经开始是一个五脏俱全、初具人形的小人儿了，也就是“胎儿”。妊娠9周以后的时期，称为“胎儿期”。

孕妈妈状况 这段时期是整个孕期的一个关键时期，胎宝贝的变化很大，首先是小尾巴消失了，且开始发育形成器官系统。胳膊已经长出来了，在腕部两手呈弯曲状，并在心脏区域呈交叉样。腿在变长，脚已经长到能在身体前部交叉的程度。小家伙会不断地动来动去，不停地变换姿势，但你仍然感觉不到。小家伙不仅有了人样，也开始有自己的精神，并与孕妈咪的情绪息息相关。所以你要尽量让自己保持平稳、乐观、温和的心境，这就是良好的启蒙胎教。

现在胎儿还不能确定是男孩还是女孩，而你的下腹部也未明显隆起，但乳房更加膨胀，乳头和乳晕色素沉着更为明显。现在需要使用比孕前稍宽松的文胸，才能让你的胸部感到更舒适——要选纯棉质地的文胸，它除了舒适以外，也不会产生细小的纤维阻塞乳头妨碍以后乳汁的分泌。

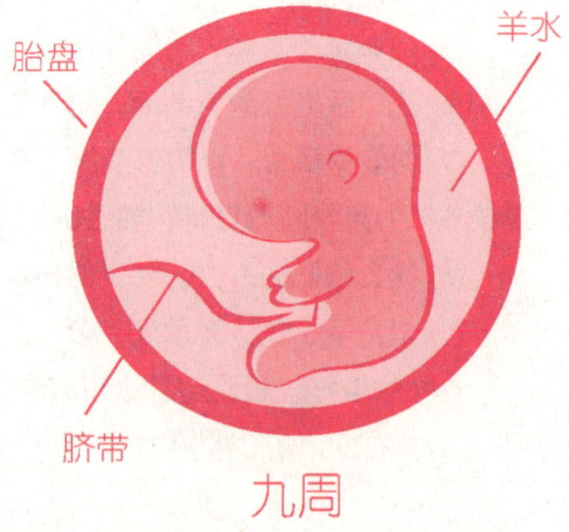

九周

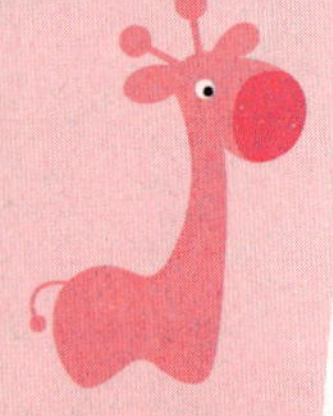

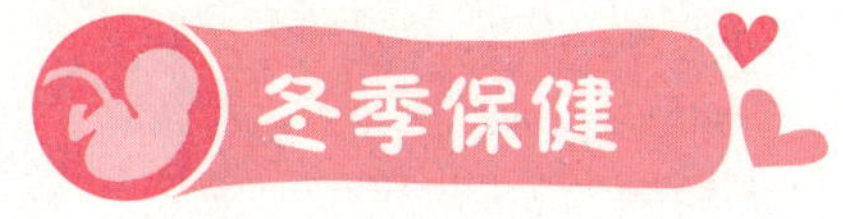

冬季保健

如何安度严冬，是大家所关心的。那么，孕妈妈如何顺利度过严冬呢?

1.注意保暖，严防病毒感染

冬季气温低，温差变化大，呼吸道抵抗力降低，易患风疹、流感等由病毒引起的传染病。早孕时，感染风疹、巨细胞病毒、水痘、流行性腮腺炎和流感等病毒，会对胎儿造成不同程度的损害。因此，应该注意衣着和室温稳定，寒潮袭来时应加些衣服，外出时尤应严防受寒着凉。如果上述疾病流行，不可随意外出，更不能到公共场所去。家中如有患者，要认真隔离，防止家庭内相互传染。

2.注意饮食营养

冬季人体散热多而快，应该吃得更多更好，以满足母子的生理需要。冬季孕妇应多吃些营养丰富的食品。特别是冬季绿叶蔬菜极少，容易缺少维生素，孕妇应多吃些绿叶蔬菜和水果，以及含维生素A十分丰富的胡萝卜等。

3.常晒太阳

孕妇比一般人需要更多的钙质，以保障胎儿的骨骼发育。钙在体内吸收与利用离不开维生素D，而维生素D需要在阳光中的紫外线参与下由体内进行合成。因此，孕妇需要充足的阳光。因为紫外线不能通过玻璃，所以天气较好时应到户外去晒晒太阳，每天不应少于半小时。

4.严防跌伤

北方的冬天，天寒地冻路滑，孕妇身重体笨，容易跌伤。所以，冬天里孕妇不可穿高跟鞋或塑料底的鞋，应穿布底、软底、底不滑的鞋。走路、乘车，特别是夜里去厕所，以及上下楼梯时，应格外小心，严防跌倒，以免发生意外。下雪天孕妇尽量不外出。若要上班工作则需要有伴同行。

5.注意通风换气

冬天人们常将门窗紧闭，不注意换气，易造成空气污浊、氧气不足，孕妇会感到全身不适，还会对胎儿的发育产生不良的影响。另外，冬季用煤火取暖时，应注意通风，勤检查炉灶，预防煤气中毒。

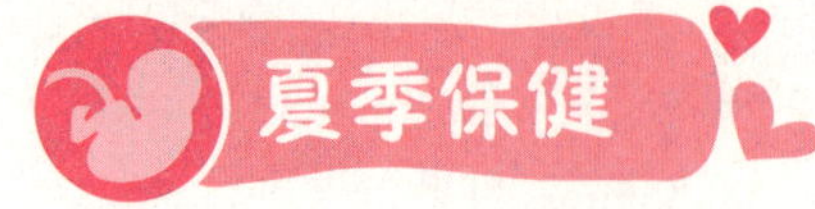

夏季保健

三伏盛夏，赤日炎炎，一般人在为食欲减退所扰，为暑气逼人所困，有着妊娠呕吐反应、身体笨重的孕妇更是为酷暑而苦恼。那么，孕妇将如何顺利度夏呢?

1.合理饮食

饮食宜清淡、凉爽可口，如大米绿豆粥（温）、大米百合粥、清蒸鱼、豆皮或腐竹拌黄瓜等，不宜吃产热高的高脂肪食物。注意，孕产妇不宜多饮冷饮，不宜用啤酒和汽水等饮料解暑，更不可吃变质的东西。

2.选择适宜的服装

要穿颜色素淡吸热差的衣服，以白、淡黄和浅绿色为宜。衣料选用放热量大的麻纱和导热性能好的丝织品。另外，款式宜宽大、松软，切不可穿紧身衣裤。

3.勤用水

为了安全、顺利度夏，更好地解暑降温，孕产妇应该比一般人更要勤用水。有条件的孕妇每天中午和晚上临睡前各淋浴一次，或用温水擦身各一次，不要嫌麻烦。

4.创造室内舒适的“小气候”

影响健康和舒适的因素有室温、湿度、通风等。孕妇的居室温度最好能保持在25～30℃，湿度宜保持在50%左右，经常通风，但不宜总开电扇直吹，避免中午太阳直射。室内空气干燥时，勤洒净水或放置一盆清水。睡觉时不要一直开着冷气，同时要注意选用手感舒服的床单和睡衣。

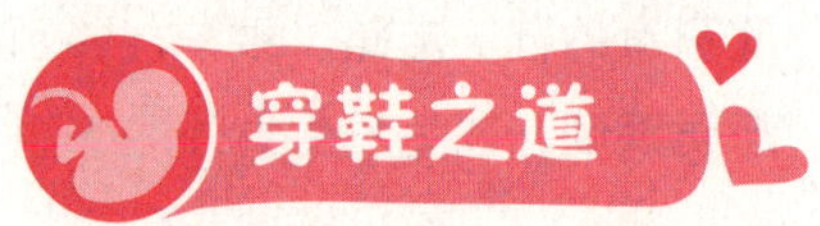

穿鞋之道

准妈妈穿鞋首先要考虑安全性，选择鞋子时应注意以下几点：

1. 最好穿后跟2～3厘米高的中跟鞋。
2. 鞋的前部应软而宽。
3. 鞋帮要松软，面料有弹性，如羊皮鞋、布鞋等。

❹脚背部分能与鞋子紧密结合。

❺鞋底有防滑纹，有能牢牢支撑身体的宽大后跟。

❻能正确保持脚底的弓形部位，宽窄、长度均合适，鞋的重量较轻。

❼孕晚期，脚部水肿，要穿有松紧性、稍大一些的鞋子。

❽孕妇弯腰扎鞋带不方便，应穿便于穿脱的轻便鞋。

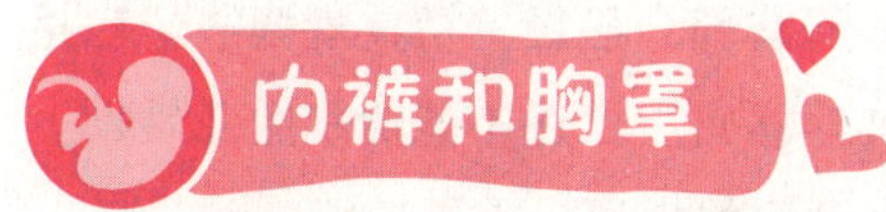

内裤和胸罩

1.内裤

孕期阴道分泌物增多，宜选择透气性好、吸水性强及触感柔和的纯棉质内裤，对皮肤无刺激，不会引发皮疹和痒疹。切忌贴身穿化纤衣裤。推荐两种内裤：

❶**覆盖式内裤**：覆盖式内裤可保护腹部，裤腰覆盖到肚脐以上有保暖效果；松紧可自行调整，随体型自由伸缩变化；强有力弹性伸缩蕾丝腰围，穿着更舒适；有适宜与多种服装搭配及穿着需要的款式和花色，如平口、灰色等。

❷**产妇专用生理裤**：产妇专用生理裤采用舒适的柔性棉制作，弹性高，不紧绷。分固定式和下方可开口的活动式两种，便于产前检查和产褥期、生理期等特殊时期穿着。

2.胸罩

舒适：为适应乳房的胀大，最好选用可调型的罩杯。选择舒适合身的胸罩，穿上时应该能与整个乳房紧密贴合在一起，乳罩的中央紧贴胸部，没有空隙。

材质：宜选择透气的棉质胸罩，避免选购样式花哨但可能会引起皮肤过敏的蕾丝材质。也不要购买用化纤布做的不透气或不吸水的乳罩，以免发生湿疹。

肩带：用心感受一下肩带在你胸廓上的位置。在背部的位置，应该是舒适地贴近你的肩胛骨下方；在胸部的位置，你也不应该会有任何的不适感；最后，再试着举起手臂或耸耸肩，感受一下是否会有什么不适感产生。

吊环：最好是选用较宽且有衬垫的吊环。

夜间型胸罩：许多孕妇会在夜晚使用材质较轻的夜间型胸罩，让胸部有机会稍微喘息一下，缓解不适。

第10周 情绪不容易稳定

胎宝宝状况 到孕10周末，胎宝贝长到5厘米左右，体重约8克，外形就像一只小豆荚。身体所有部分已经“初具规模”，包括胳膊、腿、眼睛、生殖器以及其他器官。但还不能辨别胎儿性别。胎盘已经很成熟，可以支持产生激素的大部分重要功能。

孕妈妈状况 与上一周比，你的身材没有太大变化。通常这段时期的孕妈咪情绪波动会十分剧烈，甚至可以说是喜怒无常。这是孕期雌激素作用的结果。

平时要注意多喝水，不要空腹，少吃冷饮。如果你发现白带增多，要恰当应对。可为自己准备专用的盆、浴巾，每天用温开水清洗外阴2～3次，清洗时不要用普通肥皂，具体问题建议你咨询医生。没有医生的指导，不可擅自清洗阴道。

不要忘记在医生指导下继续补充叶酸。

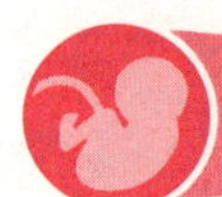

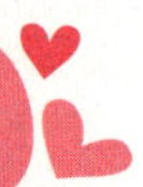

应对各种不良情绪

情绪是一种复杂的心理现象，而孕妇的情绪是否稳定，对胎儿的身心健康影响很大。第7周时已谈到消除烦恼的方法，这里具体说说引起烦恼的各种不良情绪。

1.不良情绪一：担忧和焦虑

你在孕育新生命的同时，可能会为宝宝和自己的未来担心忧虑，比如为宝宝的生育费用担心，为怀孕可能丢失工作而担心，为自己的体形日益臃肿而烦恼，等等。这些不良情绪很容易使你陷入无休无止的焦虑中。殊不知，这样久而久之就会让腹中的孩子的心理也产生变化。

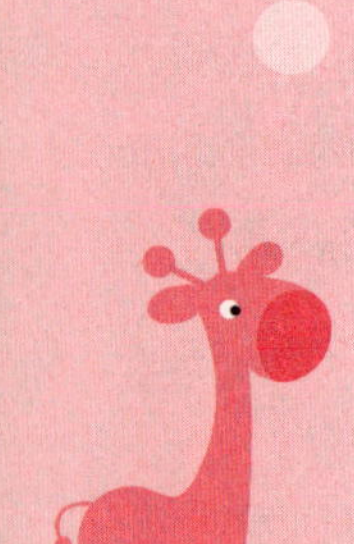

危害：容易使孩子形成胆小怕事的性格，同时心理承受能力也降低，做事容易情绪化，可能会经常莫名其妙地大哭特哭。

怎么办：最好的方法自然是你随时调整自己的情绪，一旦发现自己正在陷入忧郁焦虑的泥潭，应立刻想办法疏导或转移注意力，可以通过看书和电视来缓解紧张的情绪，让自己开朗起来。

2.不良情绪二：发怒

如果你总会有发怒的理由，如老公晚回家，邻居家的狗又跑过来撒尿，新买的裙子发现是次品，等等。这些生活中的琐事都可能让你大光其火，大发雷霆。殊不知，你发火之后心里是痛快了，对宝宝的个性造成了坏影响。事实上，一个容易动怒的妈妈，很可能会生出一个容易动怒的孩子。

危害：如果你常常发火的话，容易使孩子的性格更固执、更偏激，也更容易情绪化，说不定以后还会变成经常顶嘴或离家出走的麻烦孩子。

怎么办：最好的办法是，你一旦遇到可能会发火的时候，就告诉自己先等一等，然后可以喝点水，在屋子里走几圈。等这个过程完成后，你的火应该已经熄灭了。为了减少发火的次数，你也可以在觉得自己要发火前，出门去散步。这样也有助于稳定情绪。

3.不良情绪三：多愁善感

在怀孕期间遇到不顺心的事也是常有的，但不少多愁善感的准妈妈经常会将一些小挫折扩大为自己人生的失败，因此整天自怨自艾，愁眉不展。殊不知，这也可能会影响到孩子的情绪。

危害：准妈妈经常哭泣、伤感，容易使孩子形成胆小、懦弱、缺乏自信心的性格。

怎么办：最好的办法是你在伤心时找一些事来做，以分散自己的注意力，也可以看一些轻松愉快的电影、电视来缓解情绪。当然，如果伤感情绪严重的话，找人倾诉则是最佳的发泄方法。

4.不良情绪四：自己吓自己

有些想象力特别丰富的准妈妈，在看完恐怖片或侦探小说后，就会变得疑神疑鬼，经常会有担惊受怕的情绪，比如一个人在家时总是担心有人来袭击，也有的人因为担心半夜有贼侵入而整夜整夜睡不着。其实，这也会对孩子的身心发展造成不良影响。

危害：准妈妈经常处于恐惧中，容易使孩子形成行为偏激、固执、自卑的性格，长大后这样的孩子在语言能力上可能会遇到困难。即使没有语言障碍，也不容易跟别人友好相处，沟通能力差。

怎么办：尽量不要看恐怖片或侦探小说，即便偶尔观看，也要在白天进行，因为晚上观看恐怖片往往容易造成失眠，对孩子的身心危害更大。

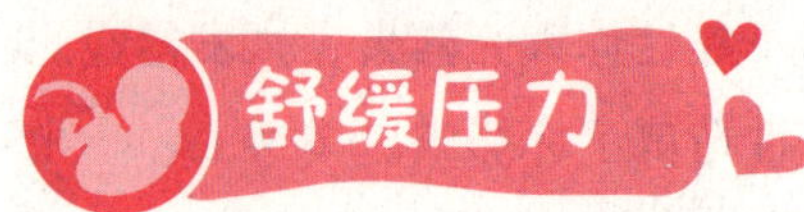

舒缓压力

胎儿保健不仅应保证孕期母亲不生病、胎儿发育正常，还应当注重心理保健。孕妇的情绪，就像晴转多云又阵雨的天气一般，很难捉摸。但是急躁、不安、紧张等负面情绪，不仅对胎儿不好，还会造成身心压力。下面介绍的几招有助于缓解情绪：

1.早睡早起

放弃没有规律的作息，养成早睡早起的好习惯。早晨起床后，到室外散步。

2.倒倒你的苦水

怀孕后，由于生理上的原因，很多准妈妈变得比较脆弱，心里常会产生一些

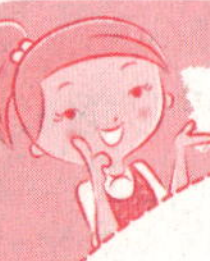

Tips

孕期好心情4招

1.逛街、散步——女人好心情的不变法则，孕期也同样适用。

2.家人、老公、朋友的温馨陪伴、谈心。

3.去做一件有意义的事，避免孕期闲散生活带来无聊的感觉。

4.多看有关孕产养育的书籍、杂志，排除因为恐惧生育而产生的忧郁情绪。

莫名其妙的失落感、压抑感、恐惧感，遇事容易发怒、焦虑、惊慌、悲伤等。当你碰到不愉快的事情时，一定要主动及时地说出来，让丈夫做做你的出气筒。

也可以约上几位好朋友，一起吃饭聊天，向她们宣泄心中的不快，或约上其他的准妈妈，一起交流“准妈妈经”。

贴心提醒

孕妇高兴时不可以大笑，大笑会使腹部猛然抽搐，妊娠初期导致流产，妊娠后期会诱发早产。

3.写日记

写孕期日记，你可以每天写，也可以两三天或四五天写一次。写的内容可随心所欲地发挥，什么都可以写，可长可短，比如早孕反应怎么开始和结束、什么时候听到胎心音了、感觉到胎动了等。还可以不定期地让准爸爸给你拍一些照片，然后贴在日记里面，图文并茂，乐趣无穷。

4.看书

日常生活中，经常阅读，能调节自己的身心。从胎教角度考虑，准妈妈宜选择一些格调高雅、趣味盎然的读物，如时尚杂志、育儿杂志以及一些适合幼儿阅读的故事书等。准妈妈可以边看书边将内容讲解给胎宝宝听。不要以为隔着肚皮跟宝宝讲话是一件毫无意义的事，只要你用“爱”来和宝宝交流，就能有效地刺激胎儿的脑部发育。

准妈妈最好不要看一些故事情节跌宕起伏的书，以免情绪随着情节波动。也不要用一个姿势长时间地看书。

5.下午茶时间

每天享受一段悠闲的下午茶时间，一杯淡淡的花茶或一杯热牛奶，依自己的心情做变化。

6.欣赏美好的事物

画展、摄影展、陶艺展等，都具有陶冶情操的功能，不仅可以缓和心情、进行胎教，也可以从中释放压力。

7.不看恐怖片

恐怖片的悬疑情节会造成孕妇精神紧张，过度刺激对孕妇和胎儿都有不良影响。

8.请老公按摩

某些孕妇由于腹部增大的缘故，大腿根部常会有疼痛感。请亲爱的先生帮忙按摩，是个促进感情、缓解疼痛的好方法。

9.唱歌、听音乐

孕妇的心情起伏较大，而随着歌曲的旋律与歌词，可以抒发心里的不愉快与烦闷。

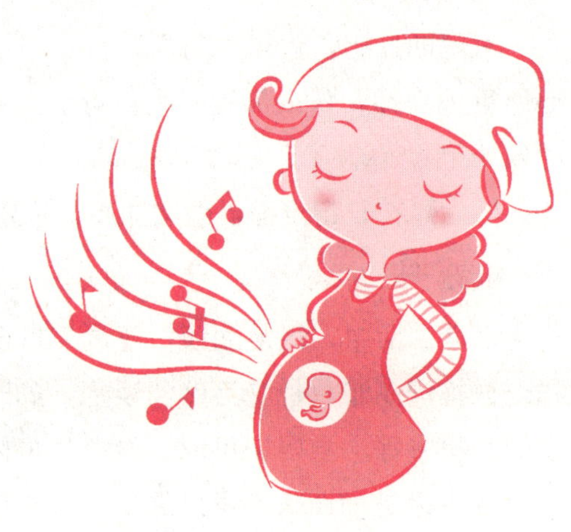

听音乐是孕妇在怀孕期间保持心情愉快的最简单可行且有效的方法。比较适合准妈妈听的音乐有莫扎特的《小夜曲》；维尔第的小提琴协奏曲《恋人》第一乐章、《四季》第四乐章等。音乐以优雅、悦耳动听的轻音乐曲为佳。

10.冲个快乐澡

淋浴时，放个轻松的音乐，洗个轻轻松松、舒舒服服的快乐澡。

11.插一瓶美丽的花

在家里插一束鲜花，每隔一段时间，就变换不同的鲜花，让室内充满着清新的花香，令人赏心悦目、心情愉快。

第11周 草莓那么大了

胎宝宝状况 到本周末，胎宝贝身长增长到约7厘米，体重增加到11克左右。头显得格外大，几乎占据了身长大部分。面颊、下颌、眼睑及耳廓已发育成形，颜面更像人脸。尾巴完全消失，眼睛及手指、脚趾都清晰可辨。由于皮肤是透明的，所以可清楚地看到正在形成的肝、肋骨和皮下血管。心脏、肝脏、胃肠更加发达，肾脏也发达起来，输尿管已经形成。这些器官包括大脑以及呼吸器官等维持生命的器官都已经开始工作。

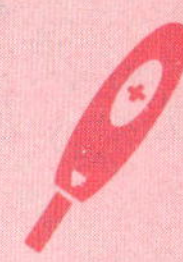

胎宝贝幼小的四肢已经可以在羊水中自由地活动了：双手能伸向脸部，时常会做吸吮、吞咽等小动作，可以把拇指放进嘴里，或是尝尝小脚趾的味道如何。本周末，胎宝贝的性别就可以分辨了。

孕妈妈状况 你的孕早期就要结束了，这段时期想必你已经注意到自己“腰变粗了”，但还没必要穿孕妇装。胎宝贝已经大得充满了你整个子宫，如果你轻轻触摸你的耻骨上缘，你的手会感觉到子宫的存在。小腹部可能会出现一条浅色的竖线，颜色变深，这就是妊娠纹，不必太担心。阴道分泌物也较前略有增多，呈无色或淡黄色、浅褐色，属于妊娠生理反应，是正常的。但是，当分泌物的量增加得太多并有异味时，应马上告诉医生。

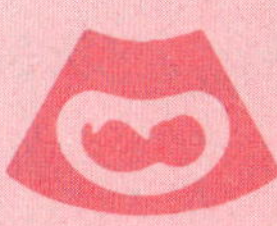

早孕反应开始减轻，你已经基本摆脱了怀孕初期情绪波动大、身体不适等症状的困扰。再过几天，恶心呕吐、食欲不振的现象就要结束。

本周是胎宝贝全面快速发育的时期，在以后3周里，他的身长将再增长两倍。所以，均衡饮食是首要的，以保证充足的蛋白质、多种维生素、钙、铁等营养素的供给。由于胎儿骨骼的迅速生长，你的身体对钙的需求量大大增加。尤其是早孕反应严重的女性，更

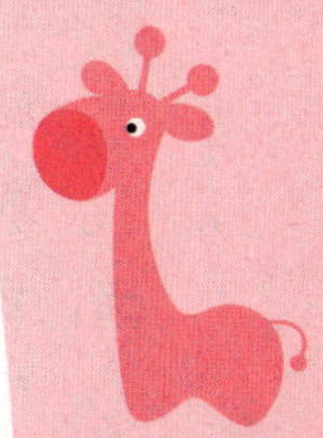

要加强钙和维生素D的补充，平时你可以多喝富含钙质的牛奶。

不要忘记在医生的指导下继续补充叶酸。

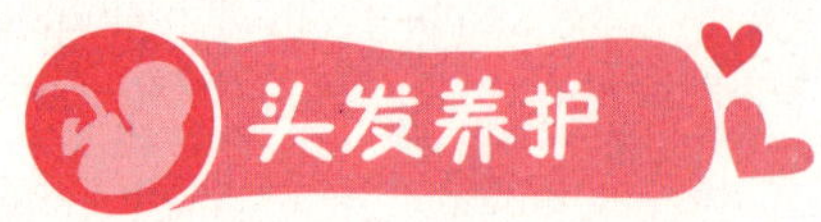

头发养护

头发属于皮肤组织的一部分，就像皮肤一样，它也会受到怀孕激素的影响而产生变化。如原来干涩的头发这时可能会更干涩，原来油腻的头发现在更油腻，甚至卷发会变成直发。怀孕中期是保养头发的好时期。只要懂得细心呵护，秀发便似清晨花叶上滚动的露珠，永远折射着鲜花的柔美和香甜。

1.选择合适的发型搭配你的脸型

❶如果头发比较厚，脸型比较饱满，就适合留长头发，让脸看起来修长一点。

❷如果原本就留着长发，但是发质比较干燥，而且容易分叉或断裂，那么最好把头发剪短或是打薄一点。

❸如果是直发，自然分泌的发油可以让头发看起来更有光泽。

2.试着换几种洗发液来洗头

❶如果头发比较干燥，可以减少洗头次数，并使用少量、成分温和的洗发液洗头，配合使用护发素，让发质更柔顺。

❷如果头发是油性的，可以洗得勤快一点。

3.美发小技巧

(1)头发油和头皮屑——柠檬焕发法

将护发素加柠檬混合，并将其涂在洗过的半干的头发上，固定好，戴上浴帽，5分钟后洗净。每周做3次，头屑及油腻现象就会大有改观。需要注意的是，混合后的护发剂，在头发上涂薄薄一层就行，不要贪心涂得太多。

(2)头皮痒、敏感——芝麻油焕发法

取芝麻油适量，以清水轻轻弄湿头发，从发根至发尾涂上芝麻油并按摩头皮，包上热毛巾捂30分钟，再以温水洗头，进行一般洗发程序即可。

(3)头发易折断，脆弱，起静电——黄豆护发焕发秘法

将50克黄豆和2杯矿泉水一起煮开，水滚后改小火煮成一杯待用。除去黄豆，洗头后用黄豆水冲洗最后一次，洗后无须再用清水冲头发。每周采用这样的方法洗发之后，再使用少量免洗护发素，秀发就会渐渐恢复过来。

(4)掉发——酸奶焕发法

用洗发精洗头发，冲洗干净之后，用酸奶充当润发乳使用，秀发不但不会有洗发精残留的问题，摸起来还非常柔顺，但务必要用温水冲干净。

4.其他

1. 用毛巾将头发擦干，会比用吹风机吹干更对发质有益。
2. 淋浴时，别忘了用指尖轻轻地按摩头皮，以刺激头皮血液循环。
3. 不要用过热的水洗头。
4. 用木梳梳头：从前额开始向后梳，梳时要紧贴头皮部位，用力大小适中，动作缓慢柔和。梳头5～7天后，洗头一次。

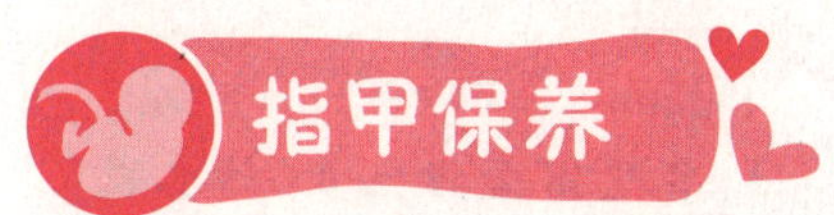

指甲保养

怀孕激素会刺激指甲生长的速度，新生的指甲由于比较软，断裂的概率比平常要高。怀孕时，可以做一些指甲的保健工作。

1. 平常多摄取一些含有胶质成分的食物。
2. 勤剪指甲，尽量让指甲保持短短的。
3. 就寝之前，使用一些保湿防护乳液，来保护手部肌肤与指甲的组织。
4. 使用清洁剂做家事时，别忘了戴上手套，以免手或手指沾到刺激性强的清洁剂，造成过敏与伤害。
5. 避免擦指甲油。目前市场上销售的指甲油，大多以硝化纤维为基料，配以丙酮、乙酯、丁酯、苯二甲酸等化学溶剂和增塑剂以及各色染料而成，这些化学物质对人体有一定的毒性作用。涂指甲油的孕妇用手抓食物时，指甲油中的有毒化学物很容易随食物通过胎盘进入胎儿体内，日积月累，可影响胎儿健康。

口腔护理

老话说：“生一个孩子丢一颗牙”。的确，怀孕期是女性一个特殊的生理时期，由于女性内分泌和饮食习惯发生变化、体耗增加等原因，往往容易引起牙龈肿胀、牙龈出血、蛀牙等口腔疾病。因此，需要做好口腔护理工作：

❶坚持每日2次有效刷牙。对容易感染蛀牙的孕妇，适当用一些局部使用的氟化物，如氟化物漱口液等。使用短软毛的牙刷轻轻刷牙，这样不会引起牙龈出血。

❷每天用具有杀菌功能的漱口水多漱几次口，漱完口后将漱口水吐掉，千万别把漱口水当饮料一饮而尽。

❸使用不含蔗糖的口香糖清洁牙齿，如木糖醇口香糖。如果能在餐后和睡觉前咀嚼1片，每次咀嚼至少5分钟，对于牙齿和牙龈健康是很有帮助的。

❹少吃黏牙的糖果或甜点。

❺每隔3个月检查口腔。如果自觉有口腔疾病，应随时就诊，及时处理，按医嘱做好保健工作。

贴心提醒

1.多吃富含维生素C的水果与蔬菜。含钙丰富的食物也有益于牙齿的健康。

2.孕早期，不得进行拔牙、洗牙之类的治疗。孕中期，可以到医院处理治疗。

第12周 孕早期本周结束

胎宝宝状况 这一周，胎宝贝身长大约9厘米，重约14克。大脑的体积越来越大，几乎占了整个身体的一半。小手小脚上的蹼状物消失，手指和脚趾已经能完全分开。一部分骨骼开始慢慢变得坚硬起来，出现了关节的雏形。膝盖、脚后跟清晰可见。为了适应出生后的生活，胎宝贝已经在忙着锻炼身体了，小小的脑袋会动了，抬起小脚的动作甚至可以和出生后的动作媲美。这时，肾脏、输尿管已经形成，胎宝贝可以排泄了；其他关键器官的发育也将在本周与下周内完成。现在胎盘基本形成，胎宝贝与孕妈咪的联系进入稳步发展阶段，发生流产的机会相应减小了。胎宝贝已经开始进入脑细胞迅速增殖的第一阶段——“脑迅速增长期”，即孕4～6个月。

孕妈妈状况 孕3月末，大多数孕妈咪孕吐已减轻，疲劳嗜睡阶段也已经过去。与前段时间比，你会感到精力已经恢复了。你可以时常真切地感觉到胎宝贝的存在，还可能会经常习惯性地轻抚你的小腹，与腹中正忙着或闲着的小家伙“交流”。也许你的皮肤会有些变化，比如脸和脖子上不同程度地出现了黄褐斑，你还可能注意到小腹部的妊娠纹渐渐变成黑褐色。不用担心，这是孕期的正常特征，待小宝贝出生后，它们就会逐渐消退。

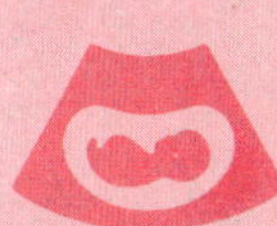

本周别忘记进行例行产检，不要忘记在医生的指导下继续补充叶酸。

第一次B超检查

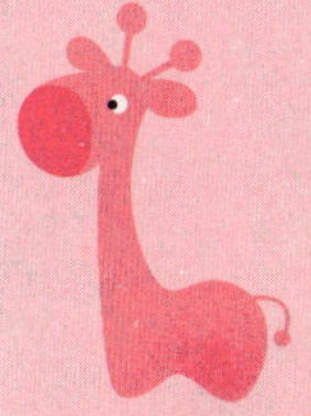

从满11周开始至孕14周之间，通常进行第一次B超检查。可以测量胎儿鼻骨和颅后透明带，结合其他指标，初步筛查先天畸形。

补充铁剂

铁是人体生成红细胞的主要原料之一，孕期缺铁性贫血，不但导致孕妇心慌气短、头晕、乏力，还可导致胎儿宫内缺氧，生长发育迟缓，生后智力发育障碍，生后6个月之内易患营养性缺铁性贫血等。

孕妇要为自己和胎儿在宫内及产后造血做好充分的铁储备，因此，刚开始怀孕的时候，就需要补充铁质，以便储存额外的铁质。补铁分药补和食补两种。

❶**补充铁剂**：补充铁剂，需要在医生的指导下进行。如果铁剂刺激肠胃，加重便秘，可以将一天一剂分为数次服用。吃富含铁质、容易让人体吸收的食物也是一个好选择。

❷**食物补充**：孕妇可多食一些含铁丰富的食物，如蔬菜中的黑木耳、紫菜、海带、芹菜、韭菜、苋菜、油菜；水果中的干杏、樱桃；谷类食物中的芝麻、大麦米、糯米、小米；豆类食物中的黄豆、赤小豆、蚕豆、绿豆，等等。瘦肉、猪血、动物肝脏、蛋黄中铁的含量更为丰富。

补充钙剂

孕妇对钙的需求量很高，因为胎儿所需的钙是从母亲这个“储备库”中获取的。孕妇缺钙症状包括腰酸背痛、手足麻木、肌肉抽搐、妊娠高血压、产后牙齿松动、骨盆疼痛、关节疼痛等。

1.补充钙剂

计划怀孕的夫妇或已经怀孕的孕妇，可在医生的指导下额外补充一定量的钙剂，如碳酸钙、葡萄糖酸钙等。

贴心提醒

1.吃肉骨头炖汤，并不能很好地使钙吸收，如同时补充一定量的维生素D，就可使钙很好地吸收。

2.孕妇服用钙片，应按医嘱进行。

3.增加日光照射时间，防止维生素D的缺乏，促进食物中钙的吸收。

2.食物补充

孕妇适当选择一些富含钙的食物如奶类、豆制品，基本可以补充钙质。

孕妇补钙的最好方法是每天喝200～400克牛奶。每100克牛奶中含钙约120毫克，牛奶中的钙最容易被孕妇所吸收，而且磷、钾、镁等多种矿物质搭配也十分合理。

富含钙的食物有海带、黄豆、冻豆腐、腐竹、奶制品类（包括酸乳酪、牛乳）、黑木耳、鱼（如带骨鲑鱼、鲔鱼、沙丁鱼）虾类、无花果、杏仁、花椰菜、甘蓝菜等。

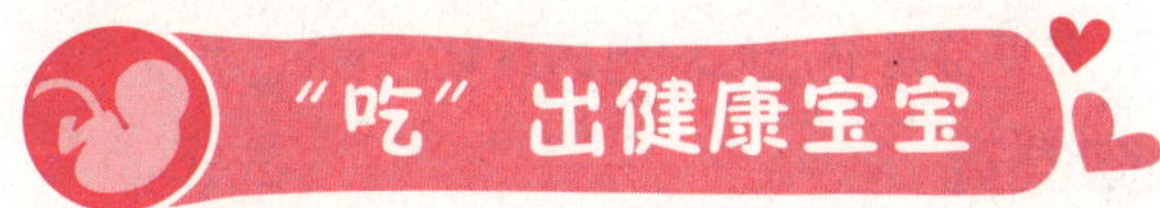

“吃”出健康宝宝

日常饮食中有很多食物看似平常，其实对孕妇具有非常好的保健作用。如果注意摄取这些食物，可以帮助孕妇健康地孕育胎儿。

1.富含维生素C果蔬——预防先兆子痫

先兆子痫是孕晚期容易发生的一种严重并发症，会影响孕妇和胎儿的安危。有关专家调查时发现，摄取维生素C少的孕妇，血液中维生素C水平也较低，她们发生先兆子痫的概率是健康孕妇的2～4倍。因此，专家建议孕期应注意摄取富含维生素C的新鲜蔬菜和水果，每天的摄取量最好不低于85毫克。

2.蜂蜜——促进睡眠并预防便秘

在天然食品中，大脑神经元所需要的能量在蜂蜜中含量最高。如果孕妇在睡前饮上一杯蜂蜜水，所具有的安神之功效可缓解多梦易醒、睡眠不香等不适，改善睡眠质量。另外，孕妇每天上下午饮水时，如果在水中放入数滴蜂蜜，可缓下通便，有效地预防便秘及痔疮。

3.鱼类——预防胎儿脑发育不良

鱼体中含有DHA，这种物质在胎儿的脑细胞膜形成中起着重要作用。调查发现，怀孕后经常吃鱼有助于胎儿的脑细胞生长发育，吃得越多，胎儿脑发育不良的可能性就越小。专家建议，孕妇在一周之内至少吃1～2次鱼，以吸收足够的

DHA，满足胎儿的脑发育需求。另外，孕期每周吃1次鱼还有助于降低早产的可能性。

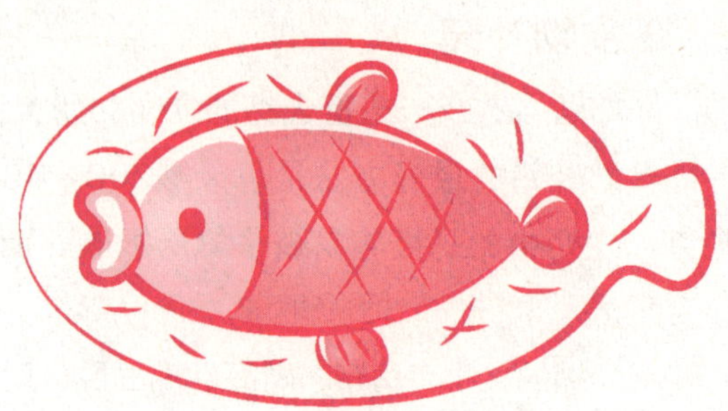

4.黄豆芽——促进胎儿组织器官建造

胎儿的生长发育需要蛋白质。黄豆芽中富含胎儿所必需的蛋白质，还可在孕妇体内进行储备，以供应分娩时消耗及产后泌乳，同时可预防产后出血、便秘，提高母乳质量。所以，黄豆芽是孕产妇理想的蔬菜。

5.鸡蛋——促进胎儿的大脑发育

鸡蛋营养成分全面均衡，七大营养素几乎完全能被身体所利用，尤其是蛋黄中的胆碱被称为“记忆素”，对于胎宝贝的大脑发育非常有益。虽然鸡蛋是孕妇的理想食品，但并非多多益善，每天吃3～4个为宜，以免增加肝肾负担。

6.冬瓜和西瓜——帮助消除下肢水肿

怀孕晚期由于静脉受压，足踝部常出现水肿，经过休息就会消失。如果休息

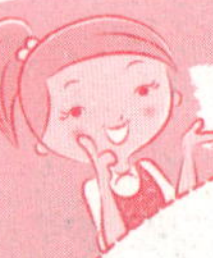

Tips

关于维生素D

维生素D能促进食物中钙的吸收，并通过胎盘参与胎儿钙的代谢。我国建议孕妇每日应摄取10微克的维生素D，为了达到这个供给量标准，孕妇应注意多从食物中摄取维生素D，增加日光照射时间，以防止维生素D缺乏症的出现。

一般食物维生素D含量不丰富。含量较多的食物有海产鱼类、蛋类和黄油。天然浓缩食物主要是鱼肝油。孕妇在选择鱼肝油和维生素D强化食物时，一定要遵照医生的嘱咐，不可过量，以免引起中毒。

后仍不消失或程度较重又无其他异常，称为妊娠水肿。冬瓜性寒味甘，水分丰富，可以止渴利尿。如果和鲤鱼一起熬汤，可减轻孕妇的下肢水肿。西瓜具有清热解毒、利尿消肿的作用，经常食用可能帮助消除下肢水肿。

7.南瓜——防治妊娠水肿

南瓜花果的营养极为丰富。孕妇食用南瓜花果，不仅能促进胎儿的脑细胞发育，增强其活力，可防治妊娠水肿。取南瓜500克、粳米60克，煮成南瓜粥，对早孕反应后恢复食欲及体力有促进作用。

8.新鲜酸味水果——防止胎儿神经管畸形

杨梅、草莓、樱桃、猕猴桃、石榴、葡萄等都是带有酸味的水果。这些水果中富含叶酸，而叶酸是胚胎神经管发育的非常重要物质。如果孕期缺乏叶酸，就会影响胚胎神经管的发育和形成，导致脊柱裂或无脑儿。因此，在孕早期要注意多吃些新鲜酸味水果，降低胎儿发生神经管畸形的风险。

9.芹菜——防治贫血

芹菜中富含芫荽甙、胡萝卜素、维生素C、烟酸、铁等营养素，特别是叶子中的某些营养素要比芹菜茎更为丰富，具有清热凉血、醒脑利尿的作用。孕晚期经常食用，对缺铁性贫血有防治作用。

10.马铃薯——减轻孕吐反应

马铃薯富含维生素B_6，具有止吐作用。如果多吃一些马铃薯，就可帮助孕妇缓解厌油腻、呕吐的症状，马铃薯也是防治妊娠高血压的保健食物。

11.动物肝——预防发生缺铁性贫血

孕期血容量比未孕前增加，血液被稀释，孕妇出现生理性贫血。铁补充不足容易引起孕期贫血或早产。孕期一定要注意摄取富含铁的食物。各种动物肝铁含量较高，但一周吃一次即可。吃这些食物的同时，最好同吃富含维生素C或果酸的食物，如柠檬、橘子等，提高铁在肠道的吸收率。

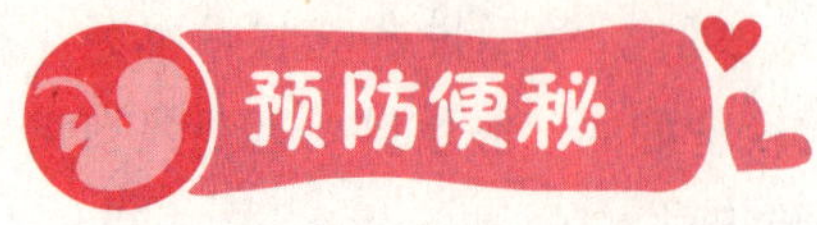

预防便秘

1.多摄取富含纤维素的食物

纤维素经过肠道时不被消化，起着像海绵样的作用，吸满液体。水分增加有助于粪便更快地移动，让粪便得以较轻松地排出体外。吃些水果，尤其是梅子、梨、无花果、杏。同时多吃蔬菜，特别是比较脆的蔬菜，如胡萝卜、小胡瓜、黄瓜、芹菜等，以及其他如全谷物，包括全麦和杂粮面包、豆类和玉米等。为了从水果和蔬菜中得到最多的纤维，尽量生食或略煮并保留皮。

2.增加水分的摄取

如果你增加纤维素的摄取，就一定得随之增加水分的摄取，太多的纤维和太少的液体实际上能使粪便变得硬而使便秘的情况更加严重。因此，如果你喜欢喝果汁，就饮用新鲜果汁（如梅子汁、梨汁和橘汁），这样不仅增加水分的摄取量，另一方面也同时增加纤维素的摄取量。不过，要确保你每天再补充6～8大杯水才行，避免饮用含咖啡因的饮料。

3.多运动

让全身动一动，你的肠道也动一动。经常运动可以让你的生理系统的“运动”更规律，使你的肠道功能不致失衡。

4.定时排便

养成每天定时排便的良好习惯，每次排便时间不宜过长。不要在排便时看书，以免注意力分散延长排便时间，致使肛周静脉长时间处于紧张状态，影响血液回流。

贴心提醒

1.便秘时，尽量避免服用泻药，以免子宫收缩造成流产或早产。

2.便秘严重时，在医生的指导下用药。

5.喝一些含有益生菌的酸奶

益生菌可以抑制有害菌在肠内的繁殖，减少毒素，促进肠道蠕动，从而提高肠道机能，有助于缓解便秘。

第4章

怀孕第四个月

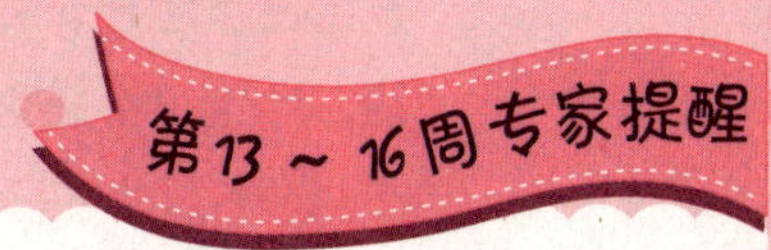

(1)“害喜症状”已改善许多，情绪转好，食欲增加。应注意均衡饮食，特别是要多摄取蛋白质、植物性脂肪、钙、维生素等营养物质。不要过多地摄入糖类甜食等，以免影响主食的摄入量。清淡饮食为宜。

(2) 由于阴道分泌物增多、新陈代谢旺盛，应勤换内衣裤，每天洗澡，保持身体清洁、舒适。

(3) 腰腹有时有轻微不适感，一次不要走太多路。晚上睡觉时腰部垫一小睡枕，可获改善。

(4) 外出购物时，不要提过重物品。

(5) 清洗浴厕或下雨天外出时，走路要小心，踏稳每一步，以避免滑倒。

(6) 母亲已能借着多普勒胎心仪听到胎儿的心跳声，可和老公分享彼此的喜悦，并增进亲密关系。

(7) 保持自己轻松愉快的心情，看书、听音乐、公园散步都是很好的选择。

(8) 可以恢复性生活，但应避免选择压迫腹部的姿位。

(9) 可上点淡妆。

(10) 洗发精选择植物性 pH5.5~6.5。发型保持线条。

(11) 可以依据自己的体力、精神状况，参加准妈妈辅导班或妈妈学校，学习相关孕产期及新生儿方面之医疗保健知识。

(12) 服装色系以提高亮度为主，例如浅水蓝、淡紫色等。

第13周 孕中期开始了

胎宝宝状况 胎儿身长约10厘米甚至更长。眼睛在额上显得更为突出，眼间距逐渐缩小，但眼睑仍然紧紧地闭合。耳朵已经到位，内耳等听觉器官已基本发育完善，对子宫外的声音刺激开始有所反应。胎宝贝的条件反射能力加强，手指开始能向手掌握紧，脚趾与脚底也可以弯曲了。脐带可以进行营养与代谢废物的交换了。肝脏开始制造胆汁，肾脏开始向膀胱分泌尿液。如果你用手在腹部轻轻抚触，胎宝贝会随之蠕动，但因力薄气小你无法感知。

孕妈妈状况 经历了前3个月的磨难，孕中期的妊娠反应已经没那么激烈了，胃口一下子变得很好，很多美食出奇好吃，那种美味的感觉恐怕此生只有在这段时间才能感觉得到。

不过对于崇尚美食的准妈咪来说，一定记住要吃得适可而止，否则把自己和胎宝宝养得太胖，会给自己顺利生产和产后的减肥带来无穷的麻烦。在享用美食的同时，你该准备宽松的衣裤了。

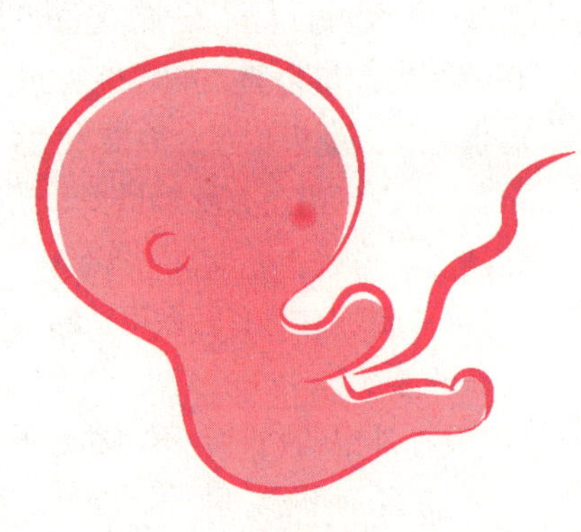

13周

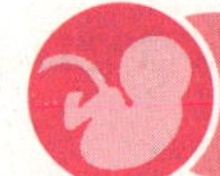

孕中期饮食指导（第4~7个月）

孕中期，胎儿生长速度逐渐加快，体重每天增加10克左右，胎儿的骨骼开始钙化，脑发育也处于高峰期。此时孕妇的胃口开始好转，其生理变化使皮下脂肪的储存量增加，子宫和乳房明显增大，基础代谢增加了10%~20%。

孕中期饮食，应以食物品种多样、搭配合理、营养充足为原则。避免挑食、偏食，防止矿物质及微量元素的缺乏；避免进食过多油炸、油腻的食物和甜食，防止出现体重增加过快。注意多吃含有丰富蛋白质、钙、铁、锌的食物。注意补充维生素C，以利于铁的吸收，预防缺铁性贫血。

1.膳食结构

主食（大米、面）350～400克，杂粮（小米、玉米、豆类等）50克左右；

蛋类50克，牛乳220～250毫升，动物类食品100～150克，动物肝脏每周2～3次每次50克；

蔬菜400～500克（绿叶菜占2/3），经常食用菌藻类食品，水果100～200克，植物油25～40克。

从第20周开始，在饮食中要有意安排富含钙质的食物摄入，特别是早孕反应强烈的孕妈妈，本周就开始吧。

2.食物的营养成分

鲜奶：牛奶、羊奶含有丰富的必需氨基酸、钙、磷、多种微量元素及维生素A、维生素D和B族维生素。有条件者每日可饮用250～500克。应鼓励喝不惯奶的孕妇从少量开始喝，逐渐增加。食后如有胀气不适，可煮沸稍冷后，加入食用乳酸、醪糟汁或浓酸果汁制成酸奶食用。如喝奶后引起腹泻，也不要强求饮用。

蛋：蛋是提供优质蛋白质的最佳天然食品，也是脂溶性维生素及叶酸、维生素B_2、维生素B_6、维生素B_{12}的丰富来源，铁含量亦较高，不仅烹调方法简单多样，并宜于保存。凡条件许可者，尽可能每天吃鸡蛋1～3个。

鱼、禽、瘦肉及动物肝脏：这些都是蛋白质、无机盐和各种维生素的良好来源。孕妇每天饮食中应供给50～150克。如有困难，可用蛋类、大豆及其制品代替。鱼和蛋是最好的互换食品，可根据季节选用。动物肝脏是孕妇必需的维生素A、维生素D、叶酸、维生素B_1、维生素B_2、维生素B_{12}、烟酸及铁的优良来源，也是供应优质蛋白质的良好来源，每周至少吃1～2次，每次100克左右。

大豆及其制品：大豆及其制品是植物性食品蛋白质、B族维生素及无机盐的丰富来源。豆芽含有丰富的维生素C。农村或缺少肉、奶供给的地区，每天进食豆类及其制品50～100克，以保证孕妇、胎儿的营养需要。

蔬菜水果：绿叶蔬菜，如小白菜、豌豆苗、白菜、菠菜，黄红色蔬菜，如甜椒、胡萝卜、红心红薯等都含有丰富的维生素、无机盐和纤维素。每天应摄取新鲜蔬菜250～750克，其中有色蔬菜应占一半以上。水果中带酸味者，既合孕妇口味又含有较多的维生素C，还含有果胶。每天供给新鲜水果150～200克。瓜果类蔬菜中黄瓜、番茄等生吃更为有益。蔬菜、水果中含纤维素和果胶对防治妊娠期便秘十分有利。

海产品：应经常吃些海带、紫菜、海鱼、虾皮、鱼松等海产品，以补充碘。内陆缺碘地区应食用加碘食盐。

硬果类食品：芝麻、花生、核桃、葵花子等，其蛋白质和矿物质含量与豆类相似，亦可经常食用。

3.孕中期饮食注意事项

❶避免孕妇体内脂肪增高太多，不宜多吃动物性脂肪，及油炸、油腻的食物。

❷减少盐的摄入量，忌吃盐分高的食品，如咸菜、咸蛋等。出现水肿者要控制每日盐的摄取量，限制在2～4克。

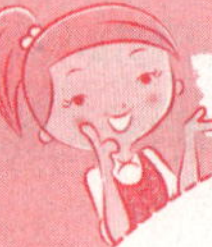

Tips

食物过敏危害大

孕妇食用引起过敏食物不仅能导致流产、早产、胎儿畸形，还可致婴儿多种疾病。

有过敏体质的孕妇可能对某些食物过敏，这些引起过敏食物经消化吸收后，可从胎盘进入胎儿血液循环中，妨碍胎儿的生长发育，或直接损害某些器官，如肺、支气管等，从而导致胎儿畸形或罹患疾病。

食物过敏可从以下5个方面进行预防：

1.以往吃某些食物发生过过敏现象，怀孕期间应禁止食用。

2.不要吃过去从未吃过的食物或霉变食物。

3.食用某些食物后如发生全身发痒，出荨麻疹或心慌、气喘，或腹痛、腹泻等现象，应禁止食用。

4.食用异性蛋白类食物，如动物肝、肾、蛋类、奶类、鱼类应烧熟煮透。

5.发现过敏现象，及时查找可能的原因。

3 防止体重增加过快，少吃能量较高的甜食。

4 别吃生鱼、生肉、未熟透的肉制品，如生鱼片、烤肉、羊肉串、不太熟的涮羊肉等。

5 别吃食品添加剂过多的食物和饮料，如罐头食品等。

6 别过多食用山楂及山楂制品。

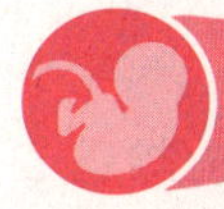

营养菜单——孕中期

1.阳春面

【材料】鸡蛋面条100克，鸡蛋1个，青蒜苗3棵，香油5克，花生油、精盐适量，高汤适量。

【做法】

（1）鸡蛋磕入碗内搅匀；炒锅上火烧热，用洁布抹一层花生油，倒入蛋液摊成蛋皮，取出切成细丝；蒜苗洗净，切成2.5厘米长的段。

（2）置火上，锅内加水烧开，下鸡蛋面条煮熟；捞出盛碗内，撒上蛋皮丝、青蒜段。

（3）将高汤倒入炒勺中烧开，撇去浮沫，加精盐调味，再淋点香油，浇在面条上即成。

2.鸡蛋家常饼

【材料】面粉500克，鸡蛋250克，植物油100克，精盐10克，葱花100克。

【做法】

（1）鸡蛋磕入小盆内，加入葱花、精盐搅匀。

（2）面粉放入盆内，加温水300克和成较软的面团，稍饧，上案搓成条，揪成5个剂子，用擀面杖擀开，刷上植物油，撒少许精盐，卷成长条卷，盘成圆形，擀成直径12厘米的圆饼。

（3）平底锅置火上烧热，把饼放入锅内，定皮后抹油（只抹一面），再烙黄至熟取出。

（4）将鸡蛋液分成5份，把1/5鸡蛋液倒在平底锅上摊开（大小与饼一致），将饼无油的一面贴放在蛋上，烙熟即成，食时切成小块。

3.牛奶大米饭

【材料】大米500克，牛奶500克。

【做法】大米淘洗干净，放入锅内，加牛奶和适量清水，盖上锅盖，用小火慢慢焖熟即成。

4.海米醋熘白菜

【材料】白菜心500克，水发海米25克，花生油50克，花椒油5克，酱油10克，白糖30克，醋15克，精盐2克，水淀粉15克，料酒少许。

【做法】将白菜心切成小片段，放入沸水锅内焯一下，捞出沥干水分。炒锅上火，放油烧热，下海米和酱油、精盐、醋、料酒、白糖，加入白菜片翻炒，加水少许，待汤沸时，用水淀粉勾芡，淋花椒油，盛入盘内即成。

5.冬菇菜心

【材料】油菜心250克，冬菇50克，鸡油25克，汤300克，盐、糖、料酒、胡椒面、姜、葱、淀粉适量。

【做法】

（1）油菜心洗净，在沸水中汆透，过凉开水待用。

（2）冬菇泡透，去蒂洗净，先用沸水汆透，放在碗内，加葱、姜、料酒、汤、盐上屉蒸30分钟。

（3）锅内放鸡油、葱、姜煸香下汤，汤开后捞出葱、姜，放盐、糖、胡椒面，再放菜心烧入味，捞出码在盘中，冬菇拣净姜葱后放在菜心周围，锅内的汤勾好芡，加入鸡油，浇在菜上即可。

6.杞子煲大枣

【材料】麦芽糖60克，枸杞30克，大枣20个。

【做法】枸杞、麦芽糖、大枣加清水煮熟服用。

7.四物炖豆腐皮

【材料】豆腐皮250克，香菇10克，当归25克，枸杞25克，人参20克，大枣10颗，料酒、盐适量。

【做法】

（1）将豆腐皮切成条，每条折成四叠挽成一个结。香菇泡软。

（2）将豆腐皮结、香菇和4种药材入炖锅内，加入水、料酒、盐煮沸。

（3）移至文火炖1小时即可。

8.茄汁虾片

【材料】净虾肉250克，黄瓜60克，番茄汁75克，盐5克，香油50克，葱姜各50克，糖适量。

【做法】

（1）将净虾肉用刀从背脊外一剖两瓣，不要剖断，从虾尾部往前3毫米处，斜刀切片，每隔3毫米切一片，依次完全切好，放在碗里，加盐抓匀、腌制使其入味。

（2）锅内入上净油，至6成热油温，将虾片轻轻滑一下，捞出控油。

（3）葱姜切成末，锅内放香油为底油，油温后将葱姜末下锅，煸炒出香味，再放番茄汁煸炒，炒熟后，加入盐、糖，把过油的虾片倒入锅里，颠翻几下，打入明油即可。

（4）装盘时，把黄瓜洗净消毒，斜刀切成片，围边装入盘里，中间放入番茄虾片。

9.炒芙蓉干贝

【材料】干贝100克，鸡蛋清6个，料酒15克，盐7克，水淀粉50克，熟猪油75克，高汤250克，葱姜末适量。

【做法】先将干贝洗几遍，将硬边去掉，再用温水洗净，上屉蒸烂、去汤搓碎，与蛋清、高汤、葱姜末、料酒、盐、水淀粉搅匀。炒勺上火加熟猪油，烧热放入干贝炒熟即可。

10.炒芙蓉大虾

【材料】净大虾肉175克，鸡蛋清15克，净南荠10克，料酒15克，盐5克，大油500克（净耗75克），水淀粉10克，高汤75克，葱末2克，姜末适量。

【做法】

（1）将南荠用刀拍碎抹成泥。大虾肉抹刀切厚片，用水淀粉、蛋清少许抓匀上浆。

（2）把蛋清放入大碗中，加南荠泥、葱末、姜末、盐、料酒、湿淀粉、高汤，用筷子搅打均匀。

（3）炒勺上火放入大油，烧至五六成熟时，将虾片散开下勺，用筷子拨散，滑透倒入漏勺控净油，倒入鸡蛋清搅拌均匀备用。

（4）炒勺再上火，放大油，油热后，将虾肉蛋清倒入勺中，晃勺推炒，不使粘底，蛋清凝固时颠勺翻个，顺着勺沿烹入高汤，再晃勺翻个，汤收尽即成。

11.翡翠虾仁

【材料】鲜河虾仁750克，马蹄100克，熟金华火腿40克，鸡蛋清2只，菠菜200克，料酒10克，精盐7克，干淀粉8克，鸡汤少许，葱白4克，花生油适量。

【做法】

（1）虾仁漂洗干净，骨结面吸干水分。菠菜洗净，切碎捣烂，用洁布挤出绿汁。马蹄、火腿均切成虾仁大小的丁。葱白切成马蹄形。

（2）菠菜汁用火烧开，将浮在上面的一层绿色沫用小漏勺捞出，放入小盘内，其他水不要，将菠菜沫适量地放入虾仁内搅匀，待虾仁够绿后，再加入精盐、料酒、蛋清、干淀粉拌匀浆好。

（3）炒锅上火，注入油，待烧至四成热时，下入虾仁拨散滑熟，起锅，倒入漏勺，滤净后炒锅至火上，加少许汤，下入马蹄、火腿、葱白、略炒，倒入虾仁，烹入料酒，加入少许油，翻炒均匀即成。

12.虾仁豆腐汤

【材料】豆腐100克，鲜虾仁750克，蛋清1个，上汤900克，油250克，料酒10克，精盐、胡椒粉各适量，水淀粉10克。

【做法】热锅下油，将虾仁放入拉油至熟放入汤盆待用，将余油出锅。锅内加入上汤、豆腐条。用精盐、料酒调味，撒上胡椒粉。用水淀粉打芡，加入虾仁，将打散的蛋清倒入搅匀即成。

13.红萝卜牛骨汤

【材料】牛骨500克，红萝卜1个，番茄2个，椰菜100克，洋葱半个，胡椒3粒。

【做法】牛骨洗净斩块备用，红萝卜去皮洗净切大块，番茄洗净切块，椰菜洗净切块，洋葱洗净切片。瓦煲中放入胡椒3粒，加放牛骨、红萝卜块、番茄块、椰菜块、洋葱片，放入适量清水煲2个小时，调味即成。

14.生菜滚鱼汤

【材料】生菜300克，豆腐100克，鱼1条，姜1片。

【做法】鱼剖开腹去内脏和鳞，洗净沥干水，生菜掐为寸长，豆腐切条。鱼下油煎黄铲起。放入姜爆香。加适量水烧滚，放入豆腐滚约15分钟，下生菜滚熟，放盐调味即成。

第14周 胃口大开

胎宝宝状况　这一周，胎宝贝的身长有13厘米左右，体重约60克。现在，胎宝贝的皮肤上覆盖有一层细细的绒毛，这层绒毛通常会在出生后消失。头发也开始迅速生长。下颚骨、面颊骨、鼻梁骨等开始形成，耳廓伸出。小家伙已经可以做很多表情了：皱眉、做鬼脸、斜一斜小眼睛。

孕妈妈状况　你的体态还不太像个孕妇。不再晨吐了，也不恶心了，胃口也会变得好起来，但胃酸也将随之而来。有些孕妈咪可能会发现，自己的乳头能挤出少许乳汁，它看上去像分娩后分泌的初乳。

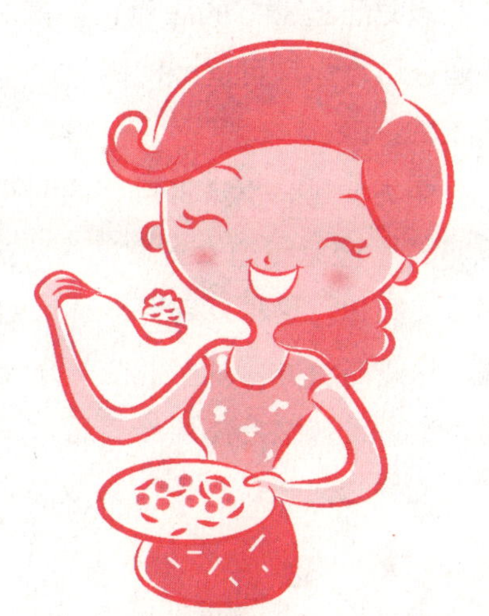

孕妈咪的胃口大开，但要注意科学地摄取各种营养素，不可胡吃一气。特别是有过严重早孕反应的孕妈咪，饮食一定要多样化，不可偏食、也不要挑嘴。每餐吃得不宜太饱，应少食多餐，细嚼慢咽，以利于消化吸收。

性生活

妊娠3个月以后，胎盘逐渐形成，妊娠进入稳定期；早孕反应过去了，孕妇的心情开始变得舒畅。由于激素的作用，孕妇的性欲有所提高。加上胎盘和羊水的屏障作用，可缓冲外界的刺激，使胎儿得到有效的保护。因此，妊娠中期可适度地进行性生活。

怀孕的第4～6个月，也称为怀孕的“蜜月期”，往往是她们人生中最值得回味的一段美好时光。舒心的性生活充分地将爱心和性欲融为一体。白天，丈夫给妻子或者妻子给丈夫亲吻与抚摸，爱的暖流就会传到对方的心田。这样对于夜间的闺房之爱大有益处。反过来，夜间体贴的性生活又促进夫妻白天的恩爱，使孕妇的心情愉快，情绪饱满。

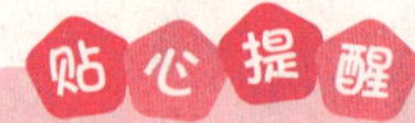

怀孕3个月内，少运动，以免影响坐胎。怀孕中期，散步要注意速度，最好控制在4000米/小时，每天1次，每次30～40分钟。怀孕晚期，以稍慢的散步为主，速度以3000米/小时为宜。时间以自己感觉不累为宜。

妊娠中期的性生活以每周1～2次为宜。性生活时，丈夫务必注意卫生，以免诱发感染。有自然流产和习惯性流产的孕妇，应避免性生活。

性生活时应避免压迫女方的腹部，要减少阴茎的冲撞力及深度。下列是一些适宜的姿势，是否适合你，可逐一试试：

1 女上男下式。

2 侧卧式：男方侧卧，女方仰卧，同时将双腿搭在男方双腿上。

3 男上女下式（避免压迫女方腹部）：男方在上面，但应注意双手支撑，以免对女方腹部造成压迫。这种姿势可一直运用到腹部隆起过大为止。

4 坐入式：做爱时女方面对面坐在男方双腿之上（适合腹部不太大的时期）。当腹部变大时，女方可转过身体用坐姿后入式。

5 后入式：女方四肢俯卧，男方采取跪姿后入式。

头痛怎么办

像恶心一样，头痛也是孕妇最常抱怨的现象。怀孕中期快结束时，头痛通常会减弱或消失。你可以试着在不吃药的情况下，用其他的方法来舒缓头痛：

1.了解头痛的原因

当你发生头痛现象的时候，要仔细想一下，是不是因为你做了什么、吃了什么或在烦恼什么，结果导致头痛。你是不是常常将“这份工作真是烦死了”“我一看到他就觉得头好痛！”之类的话挂在嘴上？结果，你可能因此头痛起来。

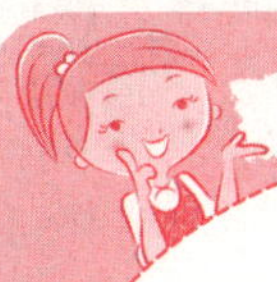
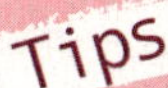

让自己更性感

1.让你自己看起来更加性感

虽然你的身体日渐丰腴，但这并不表示你就不应该看起来最好。好好地替自己设计个新发型、改变上妆与穿着上的造型，让你的丈夫耳目一新。

2.行为上更加妩媚一些

人类行为的变化，可以影响到感觉。比方说一个简单的微笑，可以刺激脑部，产生与你真正感到愉快时相同的化学物质，结果一时之间，你好像觉得心情真的不错。同样，如果你在行为上没有性感，就会让你的丈夫感觉不出性感，使他退缩。结果，就一直恶性循环下去。相反地，如果你能够在行为上更加妩媚一些，那么效果一定会出乎你的意料之外，你很快会吃惊地发现自己确实很性感！

3.有自信更能吸引丈夫

如果你总是觉得逐渐隆起的腹部会让丈夫丧失兴趣，那可就大错特错了。一般说来，男人多半会对妻子怀孕的肚子感兴趣，对妻子因怀孕身材上所产生的种种变化，也会大感好奇。

不要先入为主地认为，你的丈夫一定会对你性趣索然，相反地，他可能正想与你共度良宵呢！

4.共享身体变化的感觉

让丈夫以你身体上的变化为骄傲，比方说颜色变深的乳头、隆起的肚皮等。另外，你们也可以一起脱个精光躺在床上，专心去感受腹中的胎动，这是新手父亲从未有过的经验，相信他一定会觉得很有意思。

最好的方式，就是要丈夫帮忙，每个月都帮你照些各个角度的照片，将这重大的怀孕过程中你身体的所有变化用相片记录下来。

5.浪漫一下又何妨

婴儿出生前，经常定个周末约会。偶尔约会一下，相信一定能够增进你们小两口的生活情趣。因为孩子出生后，你们彼此就没有太多的精力了。

如果你整天都心烦气躁、忧心忡忡的话，试着放松自己，静坐、睡睡觉，也许可以帮助你缓解压力，进而减少头痛的发生。

2.慢慢改变体位

任何能改变脑部血流量的动作，都会造成头痛。这种情况，在一大早起床时，或者从晚上舒适的躺椅爬起来的时候最容易发生。所以，为了让胎儿与你的脑袋可以同时取得足够的血流量，请尽量缓慢改变体位。

3.保持血糖的稳定

血糖降低，也会导致头痛的发生，因此，你可以尽量以少量多餐的方式，或是随时给自己补充一些小点心，别让自己有饥饿感。

4.保持空气的流通

❶避免待在充满烟味的房间里。

❷在人多的公共密闭场所里，应该尽量让自己接近门，以便能经常出去呼吸新鲜的空气。

❸冬天有暖气的时候，应该将最接近自己的一扇窗打开一点。

❹如果在密闭的办公大楼上班，尽量抽空往有窗户的楼道或茶水间跑，以多吸取一些新鲜空气。

5.在家休养

试着放松自己，在家里好好休养一下，也许症状很快就可以解除。下面是几种可以在家自我放松的一些小技巧：

❶头部按摩：放松平躺在舒服的垫子上，请丈夫在你觉得疼痛的部位以划圈的动作按摩，力量要足够使皮肤在颅骨上移动为宜。

❷保持鼻窦畅通。

❸平心静气，闭目养神：只要一觉得头痛，马上选择到安静、光线较暗的房里平躺着休息。

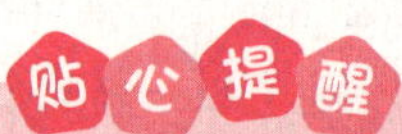

1.孕期不要头一痛就马上服用止痛药，这很危险。

2.怀孕后期，如果还有严重、持续的头痛现象（尤其伴有视力模糊），应立即去医院检查。

预防痔疮

妇女妊娠后，容易患痔疮。如病情严重，会大量出血，导致贫血。如痔疮脱出肛门，还容易发生感染、嵌顿，出现疼痛、坏死，令人苦不堪言。

1.合理饮食

饮食要富有营养，注意多饮水，多吃新鲜的蔬菜、水果。忌食辣椒、大蒜、生姜、大葱等辛辣刺激性食物。

2.适当运动

适当活动，或做些轻体力的家务劳动。不宜久坐不动。

3.提肛运动

全身放松，端坐，将大腿夹紧，吸气时腹部隆起，呼气时腹部凹陷。呼吸5次后舌舔上腭，同时肛门上提，屏气，然后全身放松。如此反复，每天做2次，每次重复20遍。

4.定时排便

养成每天定时排便的良好习惯，每次排便时间不宜过长。不要在排便时看书，以免注意力分散延长排便时间，致使肛周静脉长时间处于紧张状态，影响血液回流。

5.防治便秘

便秘可以诱发或加重痔疮，妊娠期一定要注意预防和治疗便秘。

6.痔疮的处理

❶用医生建议的冰枕或冰棉球，防治痔疮，并可帮助收缩及减轻不适感。

❷痔疮刺激或疼痛很厉害时，采用膝胸姿势，当你正准备通过冰枕或其他治疗方法来解除疼痛时，这样的姿势可以暂时减轻肿胀血管的压力。

❸买一个救生圈，放在你的座位上，也可以坐在枕头上。

❹痔疮严重时，在医生指导下用药。

预防尿失禁

怀孕到中期，孕妇每次打喷嚏时，必须夹紧双腿，否则会有点尿失禁。这是因为打喷嚏、咳嗽或者捧腹大笑时，横膈膜会收缩并推挤腹部内容物和子宫向下压到膀胱。如果当时膀胱是胀满的，或是骨盆底部的肌肉处于疲倦状态，将会滴出尿来。不要担心，这个问题将会随着宝宝的诞生而消失的。下面一些方法帮助你预防尿失禁：

1. 经常排尿，尽可能保持膀胱是空的。
2. 排尿时，尽可能额外再压迫3次，使膀胱完全排出尿液。
3. 咳嗽或打喷嚏时，张开嘴巴，这样可减少压迫到横膜的机会。
4. 练习缩肛运动：排尿时，将尿液完全排干净，收缩肌肉几次，就像是要停止尿尿一样。

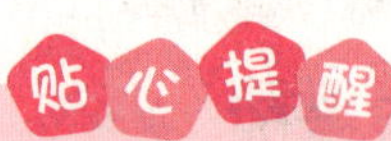

这段时期，如果实在有些问题，可以利用纸巾及棉垫解决由此引发的尴尬。

第15周 留心体重

胎宝宝状况 胎宝贝的身长已经长到14厘米多，与上周相比，体重重了不少，能达到80克左右。而接下来的几周中，小家伙的身长和体重可能会发生更大的变化，增长一倍甚至更多。胎宝贝的头顶上开始长出细细的头发，眉毛、睫毛也长出来了。腿的长度已经超过了胳膊。手指甲完全形成，手指的关节也开始运动。胎宝贝这时会练习打哈欠、打嗝了。不要小看这个小动作的练习，它能保证小宝贝在出生之后顺畅的呼吸。

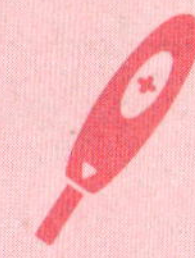

孕妈妈状况 这个时期孕妈咪体内的雌激素水平较高，盆腔及阴道充血，白带开始增多，这是非常自然的现象。

应注意保持外阴部的清洁，每天清洗，避免使用刺激性强的皂液；内裤应选用纯棉织品且每天都要换洗。

这一周，要注意饮食，不要喝含咖啡因的饮料，别吃辛辣食物，少吃高糖食物和含有添加剂和防腐剂的食物。同时，注意口腔卫生。孕早期不能接受的拔牙、治疗牙病的情况，现在可以到医院解决了。

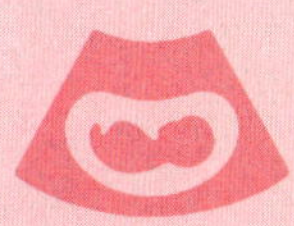

体重增加多少

孕妇体重的增加主要来自两个方面：一是胎儿、胎盘和羊水的重量；二是母体子宫、乳房的增大、血容量的增加和水分额外潴留及皮下脂肪沉积的重量。

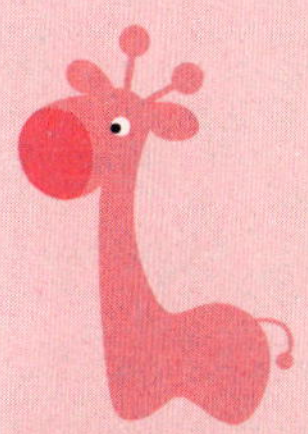

孕期体重增加多少算合适，需要参考孕前体重指数（BMI）。通过体重指数计算可以度量一个人是否过瘦、过胖或适中。

体重指数＝体重（千克）/［身高(米)］^{2}

BMI＜18.5　　消瘦　BMI 18.5～23.9　标准

BMI 24～26.9　超重　BMI≥27　　肥胖

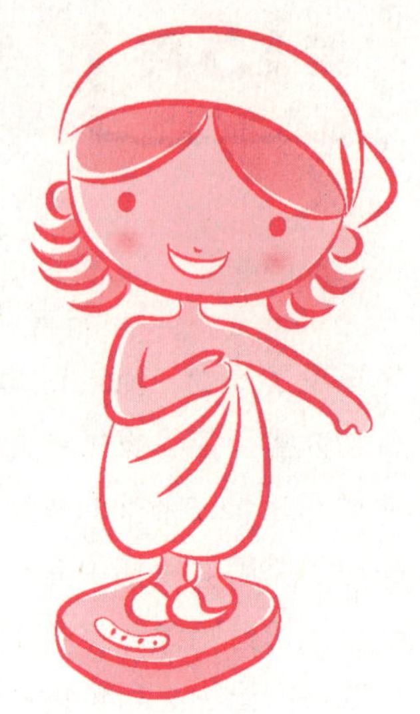

妊娠期体重增长的范围是：

孕期BMI＜18.5，体重增加范围12.5～18千克

孕前BMI 18.5～24，体重增加范围11.5～16千克

孕前BMI＞24，体重增加范围7～11.5千克

总体来说，整个妊娠期间体重平均增加12.5千克左右。

不同孕周体重增长速度不同：

妊娠12周前孕妇体重增加1.0～1.5千克

妊娠13周起，体重增加0.25～0.35千克/周

妊娠28周后，体重增加0.5千克/周

早孕反应重者，体重无明显变化。如果体重增加超过0.5千克/周，需要注意饮食、运动调整，同时注意有无妊娠水肿的发生。

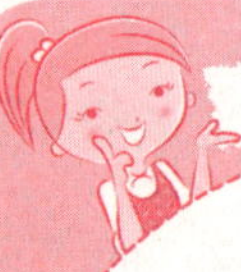

Tips

不可强行减肥

蛋白质是人体的主要建筑材料，脂类同样是细胞膜、脑、神经组织不可缺少的构筑物质，各种维生素、无机盐、微量元素在胎儿旺盛的细胞分裂、组织增生、器官形成过程中不可缺少，这些物质需要源源不断地来源于摄入吸收。然而，减肥的孕妇恰恰断绝了这些物质的来源，势必影响胎儿发育。

专家指出：孕期肥胖是正常生理现象，不可以刻意减肥，更不可用药物减肥。

不发胖的秘密

饮食并非少吃就能减肥，进食的技巧、食物的烹调、外食的选择等，皆是控制体重的关键。

1.进食行为改变

❶改变进餐顺序：先喝水→再喝汤→再吃青菜→最后吃饭和肉类。

❷养成三正餐一定要吃的习惯。

❸生菜、水果沙拉应刮掉沙拉酱后再吃，或要求不加沙拉酱。

❹只吃瘦肉。

❺不吃油炸食品。

❻浓汤类只吃固体内容物，但不喝汤。

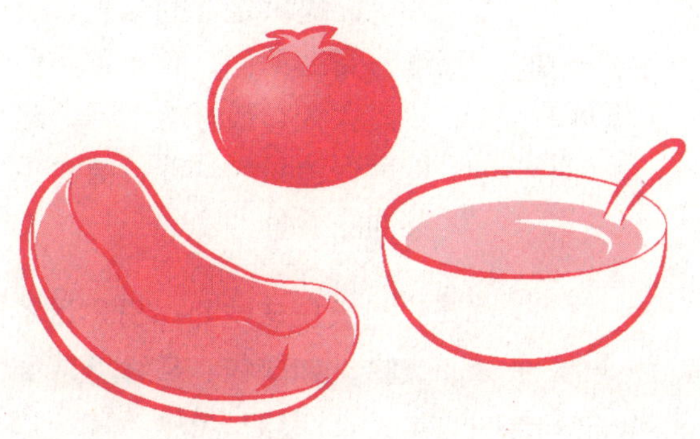

❼带汤汁的菜肴，将汤汁稍加沥干后再吃。

❽以水果取代餐后甜点。

❾用开水或不加糖的饮料及果汁，取代含糖饮料及果汁。

❿吃完东西立刻刷牙，刷过牙就不再进食。

⓫睡前3个小时不再进食（但白开水除外）。

2.烹调方式改变

❶尽量用水煮、蒸、炖、凉拌、红烧、烤、烫、烩、卤的烹调方式。

❷以上烹调方式尽量不要再加油，可加酱油。

❸烹调时少加糖。

❹烹调时少用勾芡。

❺烹调时少加酒。

❻煮饭、买菜前，先算好吃饭人数及分量，避免吃下过多剩菜。

7 青菜可多吃，但最好以烫的为主，或将汤汁沥干以减少油脂的摄取（或用清汤、开水洗）。

8 吃饭勿淋臊肉、肉汤。

9 少用糖醋、醋熘、油炸、油煎的烹调方式。

3.营养又不发胖的食物构成

<table>
<tr><th>构 成</th><th>说 明</th><th>附 注</th></tr>
<tr><td>5份水果和蔬菜</td><td>日常饮食应该至少5份水果和蔬菜，才可以提供足够的维生素、矿物质和纤维，帮助消化，有效预防便秘。蔬菜不要煮太久，最好能生吃，这样可以最大程度保留菜的营养价值。但一定要将蔬菜冲洗干净。</td><td rowspan="3">“份”的量因人而异，例如，如果每日摄取食物总量为1300克，蔬菜、淀粉和蛋白质的摄取比例为5：5：3，则每份食物为100克。也就是说每天应吃500克的水果和蔬菜、500克的淀粉类食物、300克的蛋白质类食物。</td></tr>
<tr><td>4~6份淀粉类食物</td><td>每天应该吃4～6份热量不高的淀粉类食物，如面包、马铃薯或者意大利面条等。这些食物是碳水化合物和纤维的重要来源。但过分加工会破坏这些食物中的营养成分，如有可能应尽量吃全麦面包或者是麦片。</td></tr>
<tr><td>2～4份蛋白质类食物</td><td>怀孕期间，对蛋白质的需求会上升50%左右，因此日常饮食中应添加2～4份富含蛋白质的食物，如肉类、鱼类、豆类和乳品。</td></tr>
</table>

4.营养又不发胖的食谱

早餐（早上7：00）	主食（包括面食、米饭、粥类或面包）100克 鸡蛋（可按自己喜欢的口味做成荷包蛋或炒鸡蛋等）50克 蔬菜（番茄、海带、黄瓜、卷心菜等）100克
早午餐（上午10：00）	牛奶或豆浆200克（也可以果汁或新鲜水果代替） 饼干或小点心25克
午餐（中午12：00）	主食（米饭或面食）150克 蛋类 50克 肉类 100克 蔬菜 100～150克
下午茶（下午3：00）	果汁或新鲜水果200克（可以牛奶或豆浆代替，最好与早、午餐不同） 点心 50克
晚餐（晚上7：00）	主食（米饭或面食）150克 鱼类 100克 蔬菜 150克 夜宵（睡前1小时） 水果 100克

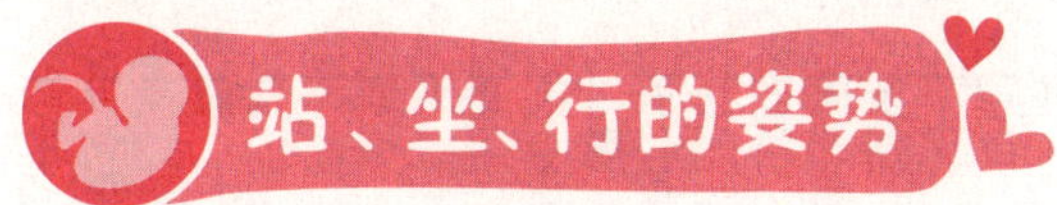

现在，由于体重的增加和身体比例的改变，使得你身体重心位移，韧带也比从前柔软了，因此起坐、拿东西等动作都得“小心行事”。

1.站立

孕妇平常站立时，应保持两腿平行，两脚稍微分开，把重心放在脚心处，这样不容易疲劳。如果长时间站立，可采取“稍息”的姿势，一腿置前，一腿在后，重心放在后腿上，前腿休息；过一段时间，前后腿交换一下，或者重心移向前腿。当由坐位、蹲位起立时，要注意动作缓慢。

2.坐姿

孕妇如果做家务活或上班，尽可能坐着进行。要深深地坐在椅子上，后背笔直地靠在椅背上。坐在椅子边上容易滑落，如果是不稳当的椅子还有跌倒的危险。坐在有靠背的椅子上时，股关节和膝关节要成直角，大腿呈水平状态。端坐时，不妨用小椅子来垫脚，两腿适当地分开，以免压迫腹部。切忌双腿交叠，因为这会阻碍血液的运行，影响胎儿的发育。坐椅子时，不要“扑通”一下坐下去，应先坐在边上再一点点向后移动。

3.行走

孕妇腹部前凸，重心不稳又影响视线，很容易摔倒，行走时要特别注意。行走时正确的姿势是抬头，伸直脖子，下颌抵住胸部，挺直后背，绷紧臀部，好像把肚子抬起来似的保持全身平衡地行走。跨步时要足后跟先落地，足内侧后着地，待足大趾着地后方可再举足。不要猫腰或强挺胸姿势行走。

4.立位改为坐位

当由立位改为坐位时，孕妇要先用手在大腿或扶手上支撑一下，再慢慢地坐下。

5.坐位改为立位

由坐位站起时，要用手先扶在大腿上，再慢慢站起。

6.拾起东西

将放在地上的东西拿起或放下，注意不要压迫肚子。不要采取不弯膝盖只倾斜上身的姿势，那样容易造成腰疼。

正确的姿势应该是先屈膝，然后落腰下蹲，将东西捡起放在膝上，再起立将东西拾起。放东西也是一样，先屈膝，然后落腰下蹲，放下东西后，双手扶腿慢慢起立。

7.上下楼梯

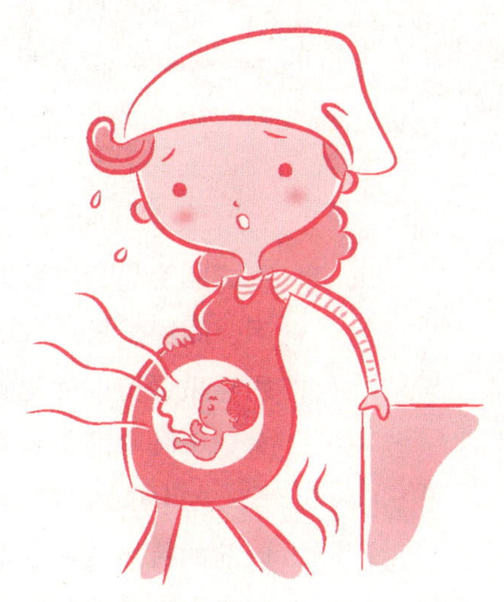

由于居住条件不同，有的人必须上下楼梯。上下楼梯时不要猫着腰或过于挺胸腆肚，只要伸直脊背就行。要看清楼梯，一步一步慢慢上下。只用脚尖是危险的，特别是怀孕后期，隆起的肚子遮住视线，看不见脚下。注意千万不要踩偏，脚踩稳了再动身体。如有扶手，一定要扶着走。

8.从床上起来

从仰卧的姿势起来时，先采取横卧位，再半坐位，然后起来，禁止使用腹肌以仰卧的姿势直接起身。

9.提重物

用一手提重物跨步时，一定要使重物正好处于前后腿的中间，腰挺直，膝关节微屈，这样腰部和两足所承受的重量可以平衡。向上搬物必须两手持物，但应尽量避免向上搬物。

10.洗澡

洗澡容易滑倒，是很危险的。出入澡盆时要抓住澡盆的边缘。还要察看一下铺在地板上的垫子或凳子是否会打滑。

11.工作台的高度

熨衣服用的台子及厨房水池的高度，应以站立时，肘关节和台面保持垂直为最理想。每个家庭应根据具体情况加以考虑。

第16周 孕味初显

胎宝宝状况 现在的身长大约有16厘米，体重达到了110克。胎宝贝的皮肤逐渐变厚而不再透明。现在的小家伙“忙时”伸手、踢腿、舒展身姿，“闲时”揉脸、吃手、打哈欠。对于多数孕妈咪来说可以感觉到胎动了，当小宝贝忙着做体操的时候，你会注意到小腹中那瞬间奇妙的感受。

孕妈妈状况 这一周，孕妈妈腹部略显凸，体重上升加快。以前的裤装或裙装穿着有些紧了，要准备改穿宽松的服装。乳房比以前大而柔软，深色的乳晕很清晰。

16～20周，胎动通常会在此期间出现。当你感觉到第一次胎动时，一定要记录下时间，下次去医院体检时请告诉医生。

第16周，别忘记到医院例行产检。高龄孕妈妈在孕16周要注意到医院预约羊水穿刺检查。

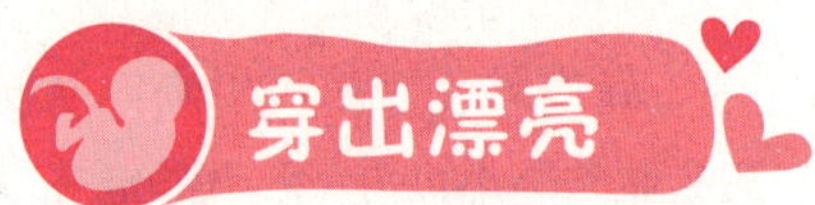

穿出漂亮

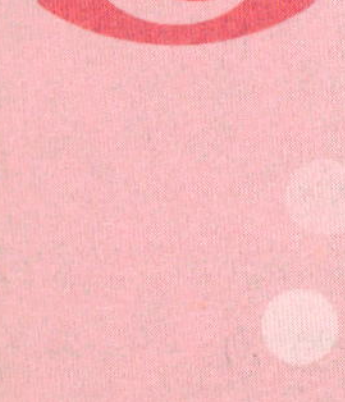

初为人母的喜悦和心底涌动的温柔会让准妈妈们浑身充满母性的光辉。孕育一个生命，隆起的腹部和洋溢的幸福、满足，这就是身为女人最特别的美丽。怀孕的时候，虽然体形发生了变化，虽然总会有不能抵挡的臃肿时刻，但还是让我们一起来说：“穿出漂亮，穿出好心情！”

怀孕4个月时开始考虑选购孕妇裙或孕妇裤。怀孕期购买的衣服毕竟利用率低，因此最好能精打细算，用最少的钱购置最合适的衣物。

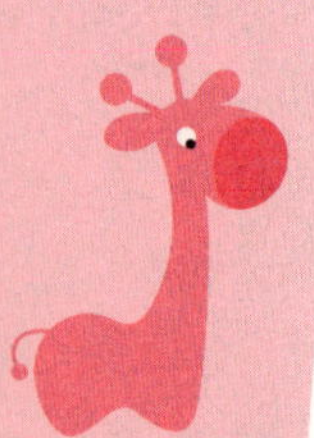

1.尺码大小

应以宽大为原则。怀孕使血液循环增加并加速，孕妇非常容易出汗，腿脚也常常水肿。过紧的衣服不仅影响乳腺的增长发育，导致产后少奶或无奶，而且会因压迫下腹部而减少胎盘血流量，对胎儿生长发育造成损害。因此，最好选择比身材大一号的衣服。

2.衣料质地

选择衣料应以轻柔、耐洗、吸水、透气为原则，同时考虑到季节性。

孕妇的新陈代谢加强，易出汗，最好选择透气性强的天然材质，如纯棉、丝绸。尤其在夏天，纯棉更是首选，不仅透气，而且柔软、吸汗、耐洗。

冬季，孕妇的着装就要注意不让腹部和腰腿受寒，衣着要轻而暖，最好选用保暖性能好的毛料，也可以选择轻便柔软的羽绒服。

不管是在哪个季节，最好避免选用有化纤成分的布料。因为化纤布料在加工时使用化学药剂处理，如直接与孕妇皮肤接触，会因孕妇皮肤敏感性的增高而引起皮肤发炎，对胎儿也不利。

3.衣装款式

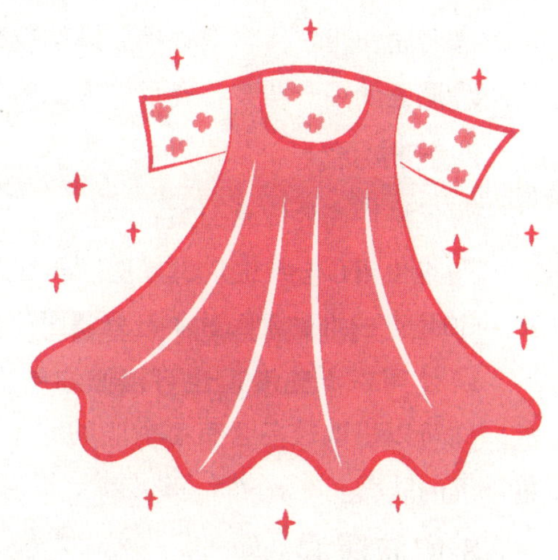

衣服的款式以身体的活动不受拘束及方便为原则。家中的服装以舒适为第一前提，而工作时的孕妇装则多少要透些职业装的气息。

上衣的胸、腹部、袖口要宽松，宜前开襟或肩部开扣、V字领。传统的上小下大的连衣裙装，也因为适合不同月龄的孕妇而经久不衰。上下身分开的衣装非常易于穿脱，可以减少孕妇笨重身体的不便。

最流行的款式还有背带裤。背带裤的带子比较宽，不会勒到胸脯，比较适合孕期腹部膨隆的变化，又不会勒到腰部，穿在身上可以掩盖腹部、胸部、臀部的粗笨体形，给人以宽松自然的美感。

至于衣服的颜色和图案，则可根据个人的不同爱好和需要而选择。一般来说，选择穿浅色图案的衣服，粉红、浅蓝、浅绿……这些颜色能让孕妇看起来健康、可爱又不失母性的风采。如果衣服上有些小碎花之类的图案，可以掩饰一些突出的腹部。

留住美丽肌肤

四季交错，孕妈咪怎样才能让肌肤焕发出动人光彩呢？孕期生理变化引起的色素斑、妊娠纹、干燥……使曾经美丽不在。怀孕时，孕妇的皮肤可能会产生种种变化，如肌肤变得没有光泽，皮脂较多，皮肤变得粗糙。因此，孕妇不能忽视对肌肤的护理。

1.避免长时间日晒

怀孕期间，尽量避免长时间暴露在紫外线下，以免将你的皮肤晒伤。

❶在户外活动的时候，尽可能待在阴凉的地方。

❷戴上能够将你整个脸都遮住的宽檐帽。

❸尽量避免在紫外线最强的上午11点至下午3点之间在户外活动。

❹避免使用任何含有香精或酒精成分的保养用品。

❺避免使用一些美容专用的人工紫外线照射工具。

2.滋养皮肤

❶保持均衡的饮食习惯。

❷维生素C与维生素B_6是皮肤再生重建最重要的两项营养素，每天可以补充25～50毫克的维生素B_6片（最好请医生推荐）。

❸使用保湿乳液，也可以使你的皮肤看起来更光滑柔顺。如果皮肤非常干涩，你可以摄取较多含有必需脂肪酸（一般常见于蔬菜类及鱼类）的流食，来改善干涩的肤质。

3.皮肤保湿

❶大量饮水。

❷在暖气房里增加空气湿度，在办公室放一个加湿器。

❸尽量抽些时间到通风的地方，让皮肤能够透透新鲜空气。

4.按摩肌肤

妊娠中，每天进行按摩既可加快皮肤的血液流通，增进皮肤的新陈代谢，又能预防皮肤病，保持肌肤的细嫩，使皮肤的功能在产后早日恢复。

❶先用净面膏擦掉脸上的污垢。

❷用香皂把脸洗净，用毛巾把水擦干。

❸在脸上涂上冷霜膏，用中指和无名指从脸的中部向外部螺旋按摩。

❹结束时，要用挤干热水的毛巾擦拭，用香皂洗脸，喷上化妆水或乳液。

5.舒适穿着

❶避免合成纤维的衣料，尽量穿着宽松、透气的棉质衣料，让皮肤能够无障碍地进行呼吸。

❷避免穿着裤袜，以免造成大腿内侧、臀部等部位的皮肤，因为透气不佳而长痱子。

❸穿戴胸罩前洒上一点不含香味的爽身粉，以减缓胸罩对肌肤的刺激。

6.洗脸

洗脸是妊娠期最基本的美容手段。早晚各一次，使用平时常用的香皂，擦出泡沫来，要仔细洗，洗净后涂上化妆品。夏季易出汗，要增加洗脸次数。

7.选用正确的沐浴乳

❶一般说来，清水通常不会引起肌肤的任何不良反应，但是过多的沐浴可能会刺激柔嫩的肌肤。洗澡时，应该控制冲澡的时间，别让手脚的皮肤都皱起来之后，才离开浴池。

如果你在怀孕之前就有湿疹的现象，在浴缸的时间过长，就会加重湿疹的症状。

❷肥皂会将有益于保护肌肤的天然油脂去掉，应使用具有保湿成分的肥皂，且肥皂的用量越少越好。可选用市面上一些温和不伤肌肤且会彻底除掉肌肤油质的肥皂。

尽量避免直接使用肥皂清洗乳头及乳晕部位的肌肤。

❸沐浴之后，趁肌肤还保持湿润时，使用一些保湿乳液，让肌肤保湿的时间更持久。

8.呵护敏感的肌肤

❶经常洗脸，保持面部清洁。

❷油性皮肤，可用些收敛性洗面乳清洁脸部；干性皮肤，最好不要用香皂，可选用滋润霜或婴儿用的面霜。

❸使用保湿乳敷脸时，可以以小面积画圆的方式，比平常多按摩脸部的肌肤几次。

④避免使用油性的乳液、磨砂膏或者含有香精或酒精成分的清洁液等来洁净脸部的肌肤。

9.正确化妆

准妈妈可以化妆，建议选择优质清淡化妆品。

①可以化淡妆，避免化浓妆。使用惯用的化妆品，不要使用新的化妆品。妊娠中，即使用惯用的化妆品，如果出现皮肤粗糙，可以更换为保湿性好的化妆品。

化妆可使用一些化妆水、乳液、保湿霜等。选择细腻优质粉底。

②不宜滥涂口红等：口红和润唇膏不建议用，一是选对安全合适的品牌不容易；二是会吸附空气中的有害物质，如重金属元素、细菌等。

让"蝴蝶"飞离

蝴蝶斑，又称为黄褐斑、妊娠斑。之所以叫蝴蝶斑，是因为它呈现的外观常常像蝴蝶般对称；叫妊娠斑，是因为妊娠妇女中有很多人会出现这样的皮肤症状。

女性怀孕后，内分泌系统功能重新调整，会使皮肤上出现色素沉着，尤其是鼻梁两侧的面部皮肤更为明显，这些黄色或褐色的斑点，就是名字听起来异常美丽的"蝴蝶斑"。大约有20%的女性怀孕后会在面颊部长出妊娠斑，这是怀孕过程中的正常现象，是因为怀孕后胎盘分泌雌性激素增多的缘故。一般来说，不需要任何治疗措施，生产之后体内激素分泌恢复正常状态后，大部分人的妊娠斑会逐渐变浅或消失。

几种帮助你预防蝴蝶斑的小技巧

①防止在阳光下直接照射面部过久。可以使用有防紫外线作用的遮阳伞、戴遮阳帽、着长袖上装等。不使用防晒化妆品，尤其化学防晒剂配方的产品，以免化学成分对皮肤产生刺激。

②少吃辛辣等刺激性强的食物，少吃动物脂肪。

③每天早、晚至少洗两次脸，用优质天然洁肤品。

④保持轻松、愉快、平静的心情。

⑤睡眠充足，生活有规律，适当参加文体活动。

注意：怀孕期间，试图用祛斑霜减轻或去除妊娠斑，往往不会产生什么效果。

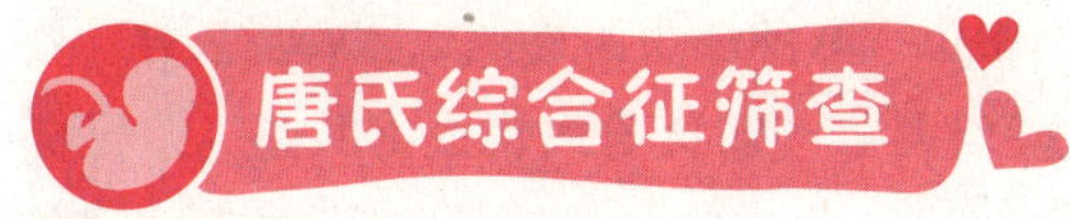

唐氏综合征筛查

1.什么是唐氏筛查

唐筛检查，是唐氏综合征产前筛选检查的简称。目的是通过化验孕妇的血液，结合其他临床信息，来综合判断胎儿患有唐氏症的危险程度。如果唐筛检查结果显示胎儿患有唐氏综合征的危险性比较高，就应进一步进行确诊性的检查——羊膜穿刺检查或者无创DNA检测。

2.筛查程序

❶筛查时间：怀孕第15~20周进行，最好在16~18周之间。

❷筛查方法：通过抽血，检测血清中的甲型胎儿蛋白（AFP）、人绒毛膜促性腺激素（β-hCG）、游离雌三醇（uE3）以及抑制素A（Inhibin A）的浓度，再配合孕妈妈的年龄、怀孕周数和体重等，计算出胎儿罹患唐氏症的风险。

❸确诊方法：筛检结果为“高危”者，仅仅表明胎儿患唐氏儿的概率高于国际标准值，胎儿不一定就是唐氏儿。要确诊唐氏儿，一般用羊膜腔穿刺术，这种方法存在一点点风险。而无创DNA检测法基本没什么风险，但费用较高。这两种方法检测的准确性都非常高。

❹对于年龄较高的孕妈妈，抽血筛查准确性不高，一般直接进行羊膜腔穿刺或者无创DNA检测。

3.确诊后的处理办法

唐氏综合征目前还没有比较有效的治疗方法，最好是终止妊娠。

4.哪类人群易生唐氏儿

❶夫妻一方年龄偏大。

❷有习惯性流产史、早产或死胎的孕妇。

❸受孕时夫妻一方染色体异常。

❹妊娠前后孕妇有病毒感染史，如流感、风疹等疾病。

❺妊娠前后孕妇服用可致畸药物，如四环素等。

❻夫妻一方长期在放射性环境或污染环境下工作。

❼夫妻一方长期饲养宠物。

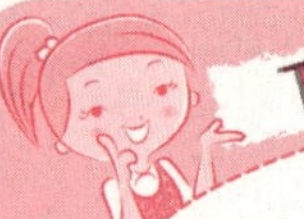

皮肤问题应对方法

1.皮肤油腻

孕妇新陈代谢缓慢，皮下脂肪增厚，汗腺、皮脂腺分泌增加，全身血液循环量增加，面部油脂分泌旺盛的情况会加重，皮肤变得格外油腻，“T”形区域更为显著。

(1)保持皮肤的清洁，不能用太强的洗剂，每天多洗几遍脸。

(2)多摄取含优质的动物蛋白和维生素A、维生素B_1、维生素B_2、维生素B_6、维生素C、维生素E等食物；蔬菜、水果可使你的皮肤颜色更加漂亮。

(3)均衡摄入营养，使孕妇的头发和皮肤得到很好的保护。

2.干燥粗糙、易生暗疮

由于孕激素的关系，皮肤失去了以前的柔软感，而略呈粗糙，甚至会很干燥，有的会出现脱皮现象，脸部的色素沉淀也增加。

(1)干性皮肤的孕妇不要频繁地洗脸，最好选择温和的洁面膏。

(2)使用能给皮肤自然增加水分的护肤品，涂抹在干燥区内并轻轻地按摩。选用婴儿润肤膏或润肤露，防止皮肤干燥，保持酸碱平衡。

(3)洗浴时不要浸泡太久，可使用不含皂质、pH中性的沐浴露。

(4)沐浴后，在全身涂抹润肤油。

(5)注意饮食营养平衡，增加镁、钙等矿物质的摄取，如肉类、鱼、蛋；还要增加必要的脂肪酸和维生素，如绿色蔬菜、水果、坚果、谷物、牛奶、鱼油、豆类等。减少含兴奋剂如咖啡、酒、茶的摄取，多喝水。

3.妊娠纹

怀孕中期，在皮肤膨胀较为明显的几个部位，如腹部、乳房、大腿以及臀部等，开始有粉色妊娠纹的产生。

以下是几种帮助你在产后消除妊娠纹的小技巧：

(1)经常锻炼，防止赘肉产生，控制体重增加。

(2)保持均衡的饮食习惯，多摄取富含维生素C与蛋白质的食品。

(3)在产后的3个月里，持续对产生妊娠纹的皮肤施以按摩。

第5章

怀孕第五个月

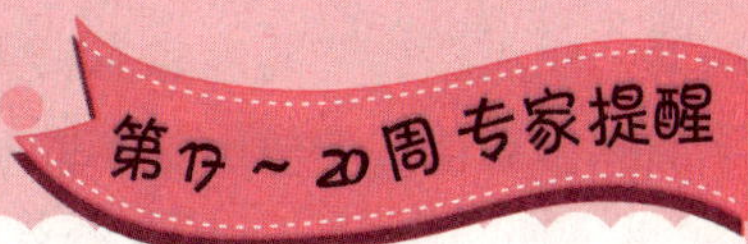

(1) 注意勿过多饮食，体重从第17周到第20周以增加1000克为宜，以免过胖。

(2) 开始穿着宽松衣服，选择数件自己喜欢的孕妇装换穿，保持心情愉快。

(3) 乳腺开始发达且乳房增大，有时甚至会出现乳汁分泌，宜清洁乳头使之舒适。

(4) 胎儿骨骼系统发育成熟，大量吸收母亲营养。母亲若患有龋齿，宜安排牙科门诊时间接受治疗。

(5) 检查是否有贫血现象。若有，宜选用高铁饮食。

(6) 可安排短程或行程不紧凑的旅游，以调节身心，减缓压力。

(7) 可恢复平日喜欢的运动，但不可参与激烈的比赛。

(8) 整理棉被、开车、按摩、服用肠胃药或便秘药、参加朋友婚庆，只要不过度，皆可以。

(9) 熨衣服时最好选择熨衣台与孕妇同高，站着熨，以免增加腰部的负担。

(10) 晾晒衣服时，宜将横竿或绳降到孕妇腰部之高度，切勿踮脚或弯腰。若发生小腿抽筋，宜尽快按摩腿肚或一手压住膝盖一手将脚指头往上用力压。

(11) 发型宜清爽样式，避免烫发及染发。

(12) 避免铅污染：不用印刷品包裹食物，尤其是报纸；不用带漆的筷子和容器；尽量少到马路上去，减少吸入汽车尾气。

第17周 留意第一次胎动

胎宝宝状况　已经长成一个鸭梨的样子，身长约有18厘米，重150克左右。大脑发育已经很充分，心跳变得更有力。循环系统和尿道完全进入正常的工作状态，肺也开始工作，能平稳地吸入、呼出羊水。可以做指尖并拢的动作了，平时除了玩玩小手和小脚，脐带也成了小家伙的新玩具——对它不是拉就是抓。

孕妈妈状况　现在你最少增加了2000克体重，有些孕妇也许会达到5000克。你的子宫长得很大，有时你会感到有一阵阵的剧痛，这种疼痛是因为腹部韧带伸拉的原因。因为韧带比从前柔软了，起坐、拿东西等动作都得“小心行事”。从这一周以后，你身体的重心就会随着子宫的不断增大而发生着变化，你觉得行动开始有些不大方便了。

你可以借助听诊器听到宝宝强健有力的心跳声了。这周，如果你再抚摸腹部，可能会较明显地感觉到小家伙轻微的反应，甚至可能会感觉首次胎动。现在你可以和老公一起着手对胎儿进行胎教了。

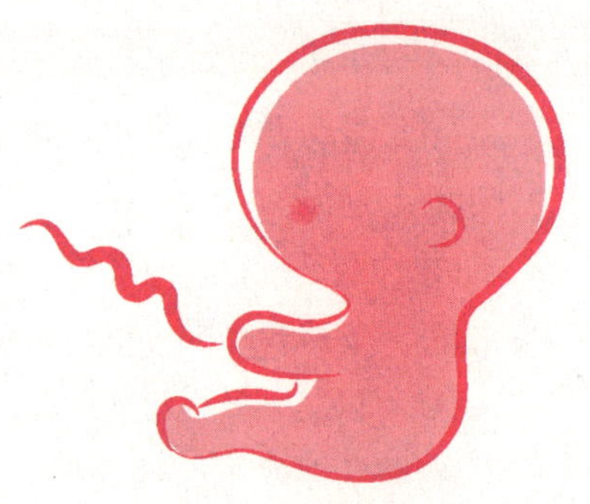

17周

关于胎动

胎动，是指胎儿在母体子宫内的主动性运动，比如呼吸、张嘴、翻滚等。如果是受到妈妈咳嗽、呼吸等动作影响所产生的被动性运动，就不算胎动。到孕8周的时候，宝宝初具人形，四肢已经长出来了，这个时候胎儿就会在腹中蠕动。按说，这才是最初的胎

动，但非常微弱，所以孕妈咪是感觉不到的，只有在B超上才能见到。通常说的胎动，是指孕妈妈可以感觉到的胎动。

1.何时开始

一般说来，胎动会发生在怀孕的第5个月，第18周与第20周之间。有些孕妇会早在第18周之前便已感受到宝宝的动作。当宝宝开始踢你时，只有你才会感受到他的存在。这是只属于你自己的最甜美的秘密。

贴心提醒

在你的怀孕日记中，记录下宝宝胎动的情况。这个感受的过程，将会是你怀孕中最值得回忆的一部分。

2.你的感觉

宝宝的第一踢并不十分明显。你所感受到的第一踢，很有可能只是心理作用而已。但不久之后，你会开始频繁感受到宝宝的动作，这是一种前所未有的感觉。到了后期，宝宝的动作逐渐强到会让你在半夜中惊醒过来。

3.发生的频率

随着怀孕月份的增加，宝宝的动作会变得更加频繁，这种动作频率会在第7个月达到高峰。自此之后，频率开始降低，但在最后两个月动作的力量却会增强。

第20周时，宝宝胎动的频率十分不稳定，每日平均胎动次数有时多达200次。晚上8点到翌日上午8点之间，往往是小宝宝在子宫中最为活跃的时段。

4.胎动位置

在第5及第6个月，宝宝的胎动是非常随意的，在小腹的任何一处，你都有可能会感受到这样的轻踢。大多数宝宝的姿势是用背对着母亲的左边，所以如果孕妇以左侧睡姿躺在床上，这样就会在右边的肋缘处感到宝宝的脚在踢。除此之外，有时你还可感到宝宝在打嗝，这种力量有时比胎动还要大呢。

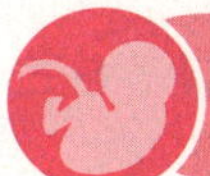

真实故事——最初的胎动感觉

俞女士：

第一次胎动不太明显，就像蝴蝶轻飞，小鱼游水，我总是不确定这是不是胎动，期待着宝宝更大的运动。

赵女士：

“咕噜，咕噜”就像小鱼在吐泡泡，心里泛起一阵阵幸福的涟漪，这是宝宝和我的第一次“有声”的交流。在此之前，我一直觉得宝宝和我分别在两个世界里，我是通过生理反应（呕吐，身体不适）来感知宝宝的存在。这一美妙时刻，我觉得宝宝是在用她独有的方式跟我打招呼。

周女士：

怀孕19周又6天了，我感受了宝宝的第一次胎动。以后，宝宝的活动力也越来越强。一般躺下来时，宝宝就会一直动一直动。最近连坐着宝宝也会踢哦！

有时候老公回来，我希望老公也可以感受到胎动，就会叫宝宝踢我！

老公笑着说我是被虐狂。不过宝宝不太配合。也许要大一点时宝宝就听得懂了！

不过，宝宝啊，你踢归踢，不要太用力哦，不然，妈妈会痛痛的。

余女士：

第一次真切地感到胎动是在怀孕4个月，那天晚上刚吃过晚饭，空气中还残存着饭菜的气息。先生在厨房里收拾餐具，哗哗的流水声不时传出。我躺在床上休息，忽然感到腹内叽里咕噜一阵乱响，猛然间又很特别地跳了几下。我惊得一下坐起来。

“喂！”我对着厨房喊。

“什么事？”水声仍没有停止。

“我感到孩子动呢！”我喊。

“什么？”水声止住了，他从厨房探头看我。

“胎动！”我说。

“是吗？我听听！”先生跑过来俯头倾听。

宝宝还挺赏脸，接连又跳动了几下。

“真的！”先生惊喜地叫道，“大概对涮羊肉挺满意。”

“去你的，你以为都像你呀！”我嗔道。

“那当然！儿子，你好！”先生虽然对我表白说男孩女孩都一样，但从他的称谓里我也看出了他的立场。先生对着我的肚子胡乱甜言蜜语了一阵，真有点似傻若狂的样子。

“他能听见吗？你这是白费力气！”我说。

“书上说能！”

也不知宝宝真听懂了，还是我们太神往了，腹部又特别地跳了几下。

俞女士：

由于近来找了些育儿方面的书“补课”，我了解了一些孕育方面的知识。很多书上说，初产妇16周时会感受到胎动。我已经屏气静心地注意好几天了。不过什么感觉都没有。

今天在学校监考。教室里安静得连落下一根针也会听见。我站在教室后走来走去，心里却开起了小差——甜蜜地想着肚肚里的小宝宝。

突然，肚皮上有什么东西轻轻划过——从左到右！我停住脚步，屏住了呼吸。

从右到左，又来了一下——像一只小虫在飞，翅膀触到了我的肚肚！

胎动！

我笑了！一定是胎动！

看到对面另一位监考老师正奇怪地望着我，我赶紧低下头。但我相信，脸上飞起的红晕一定让他产生了联想——监考还做春梦！

张女士：

一个慵懒的傍晚，携着夕阳的余晖，我漫步在湖畔的柳林中，湖光、山色、落日、塔影、鸟鸣，生动祥和的画卷在面前展延。燥热的季节里因为怀孕，竟使我这平日活泼、粗心的人少了以往的躁动，多了些许宽容。深吸一口气，过滤掉城市喧嚣的羁绊，只留下一抹大自然的灵动，悠然感动之时，忽觉肚子里一阵怪怪作响，像是清风荡漾水面拂起的层层涟漪，“咦！”禁不住一声惊呼，我知道，一个小生命正在用行动告诉我他（她）真实的存在。这就是我怀孕4个半月感受的第一次胎动，那份激动至今难以言表。

与胎儿的沟通渠道

科学实验证明，胎儿在生长发育时并非“两耳不闻宫外事”，而是和母亲共享营养，共同欢乐，共同呼吸，既互通信息又互相干扰，母亲与胎儿的相互交流主要有以下几种方式：

1.生理交流

胎儿是由母亲孕育的，因此母亲与胎儿血肉相连，息息相关。他们之间最早发生的沟通莫过于生理信息的传递。

胎儿的存在促进了母体分泌维持妊娠所需要的激素，并使母体产生生理上的变化，如子宫增大、变软，乳腺增生、乳房增大，基础代谢加快，激素活动增加，以及全身各器官的生理机能增强，等等，胎盘分泌的一系列激素可以维持妊娠的进行。总而言之，胎儿在积极地促使分泌一些物质，协助母亲维持自己的生命。当母亲有嗜烟、酗酒、滥用药物、暴饮暴食以及遭受外伤等情况时，胎儿的生长环境发生有害的变化，进而使胎儿产生恐惧的心理，表现为胎动异常，心动过速等。就这样，从胎儿到母亲，又从母亲到胎儿，彼此间完全对等地传递着生理信息，相互影响，相互作用。例如，当一个母亲生活在极为恶劣的环境中时，身体分泌的有害激素通过生理途径传递给胎儿，而胎儿接收到这种有害的信息后，则又反过来停止促进母体分泌维持妊娠所必需的激素，进而使胎儿发生身心障碍，甚至停止生命。

2.营养交流

胎儿生长发育所需的全部养料（包括氧气）都是经过胎盘由母亲的血液中获得的，胎儿体内的代谢废物也得由母亲的血液循环帮助排泄。自受孕之日起，孕妇既要维持自身的营养需求，又要保证胎儿的生长发育，其体内代谢较孕前明显旺盛。

一方面，孕妇如果缺乏营养，胎儿的代谢物质来源不足，生长发育受到阻碍。这不仅表现在体形上发育迟缓，还会引起胎儿大脑发育不良，脑细胞数较少，日后孩子的智力将受到影响。另一方面，孕妇若营养不良，缺乏蛋白质、铁、维生素等，容易发生缺铁性贫血或巨幼红细胞贫血，进而影响胎儿发育，出现流产、早产、死胎等。同时，孕妇因营养不良而抵抗力降低，极易感染病毒，细菌，也会影响胎儿发育。所以，孕妇应注意营养物质的摄取，既要进食肉、鱼、蛋、豆等富含蛋白质的食物，又要吃新鲜蔬菜、水果等。

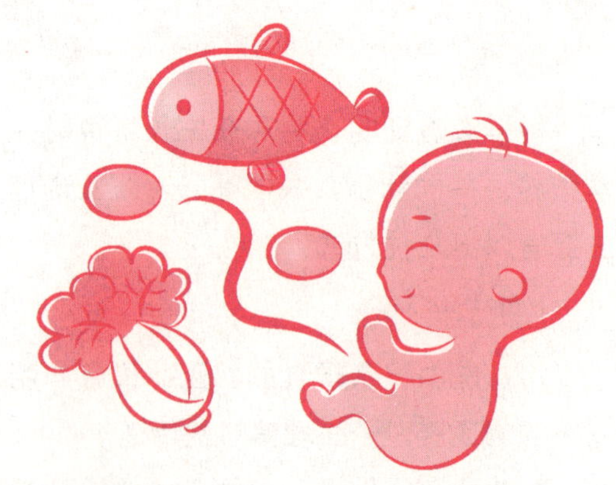

然而，如果孕妇过多食用肉、鱼、甜食等，易使体液酸性化。血中儿茶酚胺水平增高，孕妇出现烦躁不安、突发脾气、易伤感等消极情绪，会促使母体内激素和其他有害物质分

泌增多，易导致胎儿唇裂和其他器官发育畸形。

而孕妇过量服用维生素A、鱼肝油等，会影响胎儿大脑、心脏发育，诱发先天性心脏病和脑积水；孕妇补钙过多，易导致新生儿高血钙症，表现为囟门过早关闭，腭骨变宽而突出，鼻梁前倾，主动脉缩窄等畸形，严重的还伴有智力减退。

此外，孕期要忌食某些致畸食物，如发芽的马铃薯、可口可乐和咖啡等。

3.情感交流

早在胎儿时期，母子之间不但有血脉相连的关系，而且还具有心灵情感相通的关系。母亲与胎儿分别通过不同的途径彼此传递情感信息。

胎儿能够通过母亲的梦，向母亲传递信息。看上去这种说法似乎荒诞可笑，但是在大量的医学文献中，都曾记载过孕妇的梦成为事实的例子。其实这并不奇怪，因为孕妇的梦恰恰是她在清醒状态下的情绪和思维的反应。

同样，母亲的情感，诸如怜爱胎儿、期待胎儿，以及恐惧、不安等信息，也将通过有关途径传递给胎儿，进而发生潜移默化的影响。比如说，当母亲在绿树成荫的小路上散步，心情愉快舒畅，这种信息便很快地传递给胎儿，使他体察到母亲恬静的心情，随之安静下来。相反，当母亲盛怒之时，胎儿则迅速捕捉到来自母亲的情感信息，变得躁动不安。据报道，一些毫无医学原因的自然流产，正是由于母亲的极度恐惧和不安造成的。

总之，母亲与胎儿之间是存在情感沟通渠道的。至于这条渠道是怎样建立的，又是如何发生作用的，目前还是一个令人费解的谜。但充分的事实已经证明，凡是生活幸福美满的母亲所生的孩子大都聪明伶俐，性格外向；而生活不幸福的母亲所生的孩子却往往反应迟钝，存在自卑、怯弱等心理缺陷。

4.运动交流

胎儿与母体血肉相连息息相关，母体运动除了增加对胎儿氧的供给，增强血流循环，促进胎儿大脑及全身发育外，母亲选择运动和环境优美的大自然，对自然美的感受及运动后愉悦的情绪都对腹中胎儿产生美的潜移默化的感染，对胎儿乐观开朗性格的形成有很大关系。现代胎教研究证明，运动亦应从胎教开始训练，从有胎动开始，孕妇仰卧，全身放松，用手在腹部来回抚摸，然后用手指轻戳腹部的不同部位，观察胎儿的反应，几周后胎儿就逐渐适应了这种训练方法并做出一些相应的反应。

除了借助于抚摸引发出胎儿的交互作用之外，母亲自己本身要进行孕妇体操，或者是充分地活动身体，因为这些都会影响胎儿的运动能力。

5.语言交流

从怀孕5个月左右开始，就要尽量和胎儿说话。母亲可以用语言将现在的行动告诉胎儿，或者唱歌、读书给胎儿听。最好一个月的时间段都唱同一首歌、念同一段书。

可以用光照着腹部，告诉他："天亮啦！这就是光亮。"借以教导他明暗的区别。或者一边抚摸腹部，一边告诉他："头朝下，脚朝上。"

当他踢肚子时可以对他说："一下、两下……"教他数数。

6.行为信息交流

通过观察发现，每当胎儿感到不适、不安或意识到危险临近时，就会拳打脚踢向母亲报警。据报道，一位妊娠7个月的孕妇突然感到腹中的胎儿猛烈地冲撞自己，并且持续时间较长，经医生诊断是前置胎盘。这是一种很可能导致胎盘与子宫分离引起大出血的妊娠。可见，胎儿已感到即将降临的危险，于是不得不竭尽全力通知他的母亲。

另一方面当孕妇因重体力劳动，大运动量活动，长途跋涉，以及繁重的家务等引起极度疲劳，或者因种种原因造成巨大的烦恼、气愤和不安时，也会自然而然地传递给胎儿，从而波及胎儿的健康和发育，严重时甚至使胎儿感到无法忍受而发生流产、死产等意外。因此，未来的母亲应重视孕期保健，注意分析来自胎儿的行为信息，以保证胎儿健康成长。

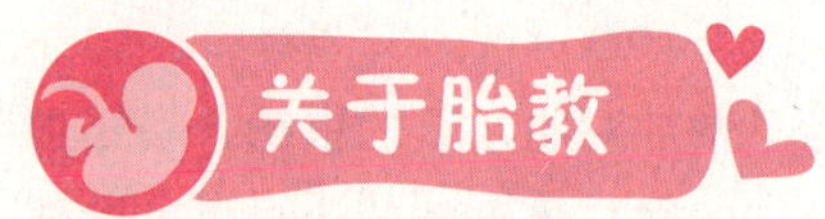

关于胎教

1.正确认识胎教

科学胎教是十分重要的，但目前有些人对胎教的认识还存在一些误区，有人甚至根本不相信胎教，认为胎儿根本就不可能接受教育。这是因为他们没有正确地理解胎教。

胎教不同于出生后的教育，胎教不是教胎儿识字、唱歌、算算术等，而是通过各种适当的、合理的信息刺激，促进胎儿各种感觉功能的充分发育，为出生后早期的感觉学习打好基础。这样来理解，您是不是认为胎教有价值呢？另外，胎儿在母体中智能发育状况，人们并没有完全弄清楚，所以进行合理的胎教也许会产生意想不到的效果。

2.胎教的科学依据

胎儿具有惊人的能力，为开发这一能力而施行胎儿教育，近年越来越引起人们的关注。美国著名的医学专家托马斯的研究结果表明，胎儿在6个月时，大脑细胞的数目已接近成人，各种感觉器官趋于完善，对母体内外的刺激能做出一定的反应。这就给胎教的实施提供了有力的科学依据。

3.胎教的准确含义

广义胎教：为了促进胎儿生理上和心理上的健康成长，同时确保孕产妇能够顺利地度过孕产期所采取的精神、饮食、环境、劳逸等各方面的保健措施。因为没有健康的母亲，亦将不会出生强壮的胎儿。广义胎教也称为“**间接胎教**”。

狭义胎教：根据胎儿各感觉器官发育成长的实际情况，有针对性地、积极主动地给予适当合理的信息刺激，使胎儿建立起条件反射，进而促进其大脑机能、躯体运动机能、感觉机能及神经系统机能的成熟。换言之，狭义胎教就是在胎儿发育成长的各时间段，科学地提供视觉、听觉、触觉等方面的教育，如光照、音乐、对话、轻拍、抚摸等，使胎儿大脑神经细胞不断增殖，神经系统和各个器官的功能得到合理的开发和训练，以最大限度地发掘胎儿的智力潜能，达到提高人类素质的目的。所以，狭义胎教亦可称之为“**直接胎教**”。

怀孕时胎教是一项非常重要的工作，它会影响到胎儿以后的身心发展、人格智力。所以，准爸爸准妈妈从现在起就应该开始重视胎教。

第18周 感觉到胎宝宝了

胎宝宝状况 胎宝贝已经长到20厘米了，体重大约200克。骨骼差不多已成为类似橡胶的软骨，并开始逐步硬化。大多数孕妈妈在这周可感受到第一次胎动了，那感觉如同小蚯蚓在蠕动，或是像手放在鱼篮外但仍能感到里面的小鱼在跳动一样。

孕妈妈状况 从现在开始，大多数孕妈妈会真切地感受到胎动，许多孕妇记录下了第一次感到胎动的时间。你的兴奋一定会让丈夫心痒难耐，因为他体会不到胎儿在身体内的运动。当然，你可以让他把手放在你的腹部，让他感觉一下胎儿的存在。

从现在开始，胎儿需要更大量的钙，生活中要注意进食富钙食物，常到户外晒太阳，特别是冬季。你可以向医生咨询是否要补充钙剂或维生素D。记住，肚子里的小宝贝是个具有各种感觉的小生命，具备了接受教育的基础。因此，要抓住这“天赐良机”，加强对小宝宝进行音乐、语言、抚摸、情绪、运动等胎教。

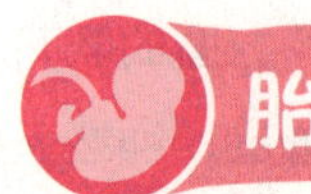

胎动的规律

正常情况下，一天之中，胎动在上午8～12点比较均匀，下午2～3点时最少，6点以后就开始逐渐增多，到了晚上8～11时最活跃。

胎动的强弱和次数个体差异很大。有的12小时在100次以上，有的只有30～40次。但只要胎动有规律，无异常，就是正常的。

数胎动是孕妈妈自我监护的基本方法之一。可在固定时间，早、中、晚各计数胎动1小时，3次相加乘4即为12小时胎动数。正常胎动每小时大于等于3次或12小时大于等于30次。若当天的胎动次数较以往减少30%或以上者，为胎动减少。

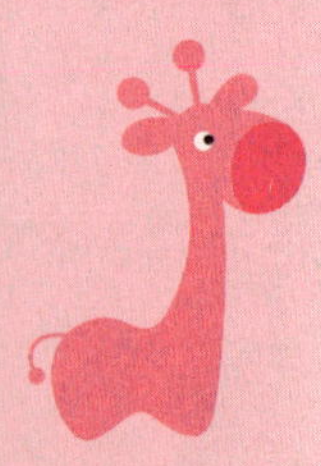

孕16～20周	孕20～35周	临近分娩
运动量：小，动作不激烈 妈妈的感觉：微弱，不明显 位置:下腹中央	运动量：大，动作最激烈 妈妈的感觉：非常明显 位置：靠近胃部，向两侧扩大	运动量：大，动作不激烈 妈妈的感觉：明显 位置：遍布整个腹部
孕16～20周是刚刚开始能够感知到胎动的时期。这个时候的宝宝运动量不是很大，动作也不激烈，孕妈咪通常觉得这个时候的胎动像鱼在游泳，或是“咕噜咕噜”吐泡泡，跟胀气、肠胃蠕动或饿肚子的感觉有点像，没有经验的孕妈咪常常会分不清。此时胎动的位置比较靠近肚脐眼。	这个时候的宝宝正处于活泼时期，而且因为长得还不是很大，子宫内可供活动的空间比较大，所以这是宝宝胎动最激烈的一段时间。孕妈咪可以感觉到宝宝拳打脚踢、翻滚等各种大动作，甚至还可以看到肚皮上突出小手小脚。此时胎儿位置升高，在靠近胃的地方了。	临近分娩，宝宝慢慢长大，几乎撑满整个子宫，所以宫内可供活动的空间越来越少，施展不开，而且胎头下降，胎动就会减少一些，没有以前那么频繁。胎动的位置也会随着胎儿的升降而改变。

了解胎教原则

胎教原则是人们进行胎教时必须遵循的准则，它反映了胎教的客观规律，同时也是千百年来胎教实践经验的概括和总结，贯穿于胎教的过程之中，对胎教活动起着极为重要的指导作用。自觉遵循胎教的基本原则，是胎教成功的前提和保证。

自觉性原则：自觉性原则要求孕妇在正确认识胎教的重要意义的基础上，主动学习和运用胎教方法，有目的、有计划地进行胎教。

及时性原则：胎教过程具有不可逆转性，因此胎教必须尽早地及时地进行。

否则错过了胎教最佳的时机，再采取措施也难以弥补。一般来说，胎教的最关键时期是怀孕5～7个月。

科学性原则：以科学的教育学、心理学和生理学、优生学等理论为指导，根据胎教过程的基本规律，恰当地选择胎教方法，引导胎儿在母体内更顺利、更健康地成长。

个别性原则：根据孕妇本人及其家庭的具体情况，选择适宜的方式方法，由于孕妇本人的智力能力、气质性格等许多方面存在着个体差异性，所以，胎教的途径也应该随之而异。

此外，家庭经济状况、文化背景和生活情趣等也会给胎教活动带来一系列影响。遵循个别性原则，能够扬长避短，收到较好的效果。

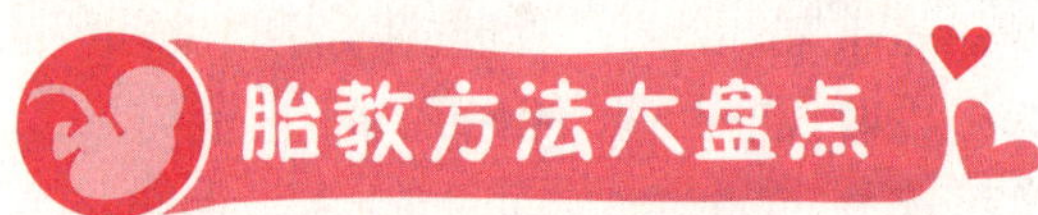

胎教方法大盘点

人们越来越重视胎教。实施胎教最重要的是保持心情愉快。给胎儿施加刺激

感受胎动的时刻

1.夜晚睡觉前 宝宝在晚上动得多，一方面，比较有精神；另一方面，孕妈咪通常在这个时间能静下心来感受宝宝的胎动，所以会觉得动得特别多。

2.吃饭以后 吃饭以后，孕妈咪体内血糖含量增加，宝宝也“吃饱喝足”有力气了，所以胎动会变得比饭前要较频繁一些。

3.洗澡的时候 可能是因为洗澡时孕妈咪会觉得比较放松，这种情绪会传达给宝宝，他就比较有精神。

4.对着肚子说话的时候 准爸爸、准妈妈和宝宝交流的时候，宝宝会有回应，用胎动的方式表达自己的感觉。

5.听音乐的时候 受到音乐的刺激，胎宝宝会变得喜欢动。这也是传达情绪的一种方法。

信息时，宜在胎儿活动期间，不宜干扰胎儿睡眠。胎教方法很多，专家们分析归纳为如下十种，覆盖了所有的常规的胎教活动。

1.营养胎教

营养胎教是指，充分满足胎儿发育的各种营养需求，传递好的饮食习惯。

胎儿的生长、发育需要营养，科学合理的营养供给是胎教的前提。孕期营养要全面，符合不同阶段的需求。另外，胎儿出生后的生活与饮食习惯带有浓重的母亲的影子，所以孕妈妈饮食要规律化，食物要多样化，传递健康的饮食习惯。

2.环境胎教

环境胎教是指，营造一个良好、健康的内外生活环境，确保胎儿健康成长。

胎儿所处的环境可分为内环境和外环境，内环境指的是胎儿居住于母体内的环境，外环境是指孕妈妈所处的生活环境、工作环境及心理环境。

外界环境的优劣能通过孕妇的感受传递给胎儿，因此孕妈妈居室要安静、舒适、幽雅，还要经常到室外去散步，接触美好的自然环境。

3.情绪胎教

情绪胎教是指，孕妈妈通过调节情绪，忘掉烦忧，创造和谐的心境，传递并促使胎儿的大脑获得良好的发育。

研究发现，孕妈妈的情绪和智力活动直接影响内分泌的种类和量，而内分泌物质经血液流到胎儿体内，使胎儿受到或优或劣的影响。

4.语言胎教

语言胎教是指，用各种语言形式、充满感情地对腹中胎儿讲述，给胎儿的大脑皮质输入最初的语言印记，为后天的成长打下基础。

胎儿不断接受语言信息，使其在空白的大脑上增加“语音符号”。对宝宝说话还可以使孕妈妈进入愉快祥和的状态。怀孕后期胎儿已具备听力，对父母的言行会作出一定的反应，而且出生后在脑子里可以形成记忆。

5.音乐胎教

音乐胎教是指，通过对胎儿有规律地传输优良的乐性声波，促使其脑神经元的轴突、树突及突触的发育，为后天的智力发展和音乐天赋奠定基础。

音乐节奏作用胎儿，能影响胎儿的生理节奏，使胎儿从当中受到教育。

健康的音乐刺激，可让孕妈妈从中获得享受，并分泌酶和乙酰胆碱等物质，改善胎盘供血状况，对胎儿的大脑发育进行良好的刺激。

6.运动胎教

运动胎教是指，孕妈妈适时、适当地进行体育锻炼，带动胎儿活动，以促进胎儿大脑及肌肉的发育。

研究表明，凡是在宫内受过“体育”锻炼的胎儿，出生后坐、立、爬、走等动作的发育都明显早于其他宝宝。此外，运动有利于顺利分娩。

7.抚触胎教

抚触胎教是指，父母用手轻轻抚摸或拍打孕妇肚皮，通过腹壁传达给胎儿，形成触觉上的刺激，促进胎儿感觉神经和大脑的发育。

经过抚摸训练出生的婴儿，肌肉活动力较强，对外界环境的反应较灵敏，出生后坐、立、爬、走等动作的发展都会提早。

在抚摸时应注意胎儿的反应和“胎动应答”，但如胎儿用力踢腿，应停止抚摸。宫缩出现过早的孕妇不宜使用抚摸胎教法。

8.意念胎教

意念胎教是指，孕妈妈积极展开美好的联想，在意识中形成令人愉悦的意念，从而对胎儿的生长发育产生积极的影响。

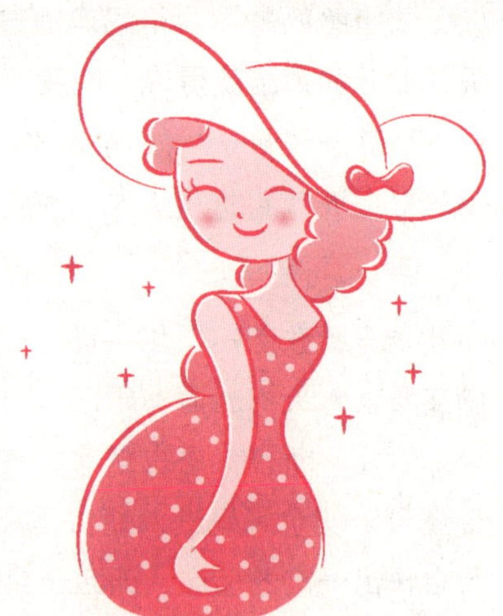

母亲与胎儿心理与生理上是相通的。孕妇的想象是通过意念构成胎教的重要因素，会以某种方式影响胎儿的身心感受。同时，母亲想象胎儿形象时，情绪极佳，会促进体内具有美容作用的激素增多，有利于胎儿的面部器官及皮肤发育。

意念胎教方法其实很宽泛，凡是将良好的心理感受传递给胎儿的过程，都属于这一范畴。下一条讲的美学胎教，其实属于意念胎教，由于其从审美感受的角度进行胎教，自成体系、蕴涵丰富，所以专门独立出来。

9.美学胎教

美学胎教也称美育胎教，是指孕妈妈将美感通过意念和神经递质传输给胎儿，以促进胎儿神经系统发育，同时美感也令孕妈妈情感愉悦，利于心理健康。

美的意识主要源于三个方面：形象美、自然美和艺术美。

其实，孕妈妈欣赏音乐属于美学胎教的范畴。但由于音乐不仅仅可供孕妈妈审美，还可以调节环境氛围和人的情绪，也可以授之于胎儿的听觉。此外，还有母唱儿听等非审美的音乐胎教方式，所以音乐胎教单列出来。

10.光照胎教

光照胎教是指，适时地给予胎儿适度的光感刺激，以利于胎儿视觉功能及其相关神经系统的发育和完善。

利用彩色超声波观察，光照后胎儿立即出现转头避光动作，同时，心率略有增加，脐动脉和脑动脉血流量亦均有所增加。胎儿的视觉功能发育最晚，7个月的胎儿视网膜才具有感光功能。关于光照胎教的作用，也有持怀疑态度的。

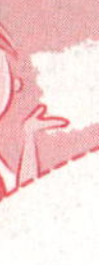

Tips

10首必听的胎教音乐

1.普罗科菲耶夫的《彼得与狼》——做个勇敢的宝宝
2.德沃夏克的e小调第九交响曲《自新大陆》第二乐章——抚平焦躁的心情
3.约纳森的《杜鹃圆舞曲》——特别适合在早晨睡醒后倾听
4.格里格的《培尔·金特》组曲之《在山魔王的宫殿里》——感受力度与节奏
5.罗伯特·舒曼的《梦幻曲》——感受清新与自然
6.约翰·施特劳斯的《维也纳森林的故事》——感受春天早晨的气息
7.贝多芬的F大调第六号交响曲《田园》——在细腻的乐曲中享受宁静
8.老约翰·施特劳斯的《拉德斯基进行曲》——激情澎湃中感受无限活力
9.勃拉姆斯的《摇篮曲》——妈妈无尽的爱，在乐曲声中与小宝宝说说话
10.维瓦尔第的小提琴协奏曲《四季·春》——体验春季盎然的感受

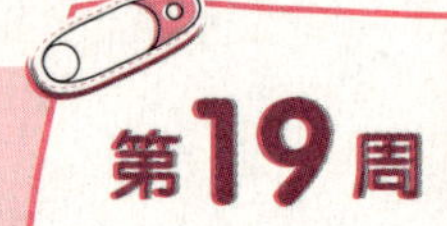

第19周 该穿孕妇装了

胎宝宝状况 小宝贝身长已经长到23厘米左右，差不多有260克了；开始能够吞咽羊水，肾脏已经能够制造尿液，头发也在迅速生长。最大的变化就是感觉器官开始按照区域迅速发展，从这周末开始，味觉、嗅觉、触觉、视觉、听觉会在大脑专门的区域里发育。

孕妈妈状况 每天你都会明显感到胎宝贝不停地运动，甚至晚上还会“折腾”得你无法入睡。你的肚子越来越大，腰身明显加粗，动作开始笨拙。有些孕妈咪腹部的皮肤会有些痒，试着擦些润肤霜也有用。如果痒得厉害，要及时问医生。你会注意到，随着乳房的增大，乳腺也发达起来。

现在你就要注意乳头和乳房的保养了，以防止乳房组织松弛、乳腺管发育异常，否则有可能产后缺少乳汁。

每晚八九点钟的时候，每天坚持数胎动，想象小宝贝的各种神态和体态时，会得到小家伙的回应。

准爸爸辅助胎教四步曲

很多人知道胎教并不是一个人的事，准爸爸在胎教中的作用很大。如果孕妇在妊娠期情绪低落、高度不安，孩子出生后会出现智力低下、个性怪癖、容易激动等状况。专家指出，从某种意义上说，诞生聪明健康的小宝宝在很大程度上取决于父亲。特别是在情绪胎教中，准爸爸所起的作用非常大。

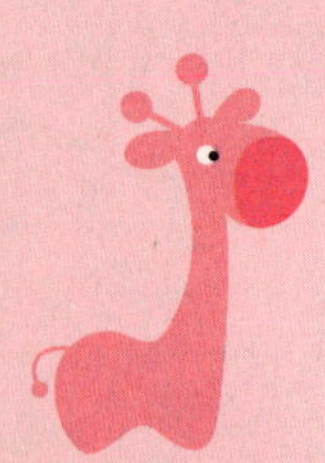

丈夫应积极支持妻子为胎教而做的种种努力，主动参与胎教过程，陪同妻子一起和胎儿“玩耍”，给胎儿讲故事，描述每天的工作和收获，让胎儿熟悉父亲低沉而有力的声音，从而产生信赖感。

1.当好“后勤部长”

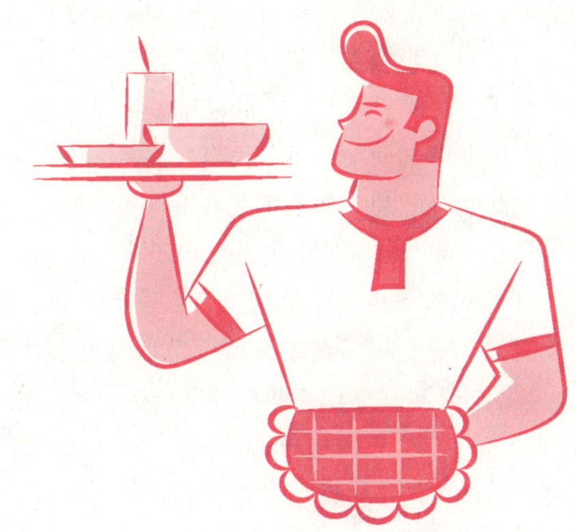

怀孕的妻子一个人要负担两个人的营养及生活，非常劳累。如果营养不足或食欲不佳，不仅使妻子体力不支，而且严重地影响胎儿的智力发育。因为，宝宝的智力形成的物质基础，有2/3是在胚胎期形成的，所以丈夫要关心妻子孕期的营养问题，尽心尽力当好妻子和胎儿的“后勤部长”。

2.丰富生活情趣

早晨陪妻子一起到环境清新的公园、树林或田野中去散步，做做早操，嘱咐妻子白天晒晒太阳。妻子感到丈夫温馨的体贴，心情舒畅惬意，对胎儿的发育也有好处。

3.风趣幽默处事

妻子由于妊娠后体内激素分泌变化大，产生种种令人不适的妊娠反应，因而情绪不太稳定，因此，特别需要向丈夫倾诉。这时，丈夫要用风趣的语言以及幽默的笑话宽慰和开导妻子，这是稳定妻子情绪的良方。

4.协助妻子胎教

丈夫对妻子的体贴与关心，爸爸对胎儿的抚摸与“交谈”，都是生动有效的情绪胎教。

在胎教过程中，丈夫应倍加关爱妻子，让妻子多体会家庭的温暖，避免妻子产生愤怒、惊吓、恐惧、忧伤、焦虑等不良情绪，保持心情愉快，精力充沛。

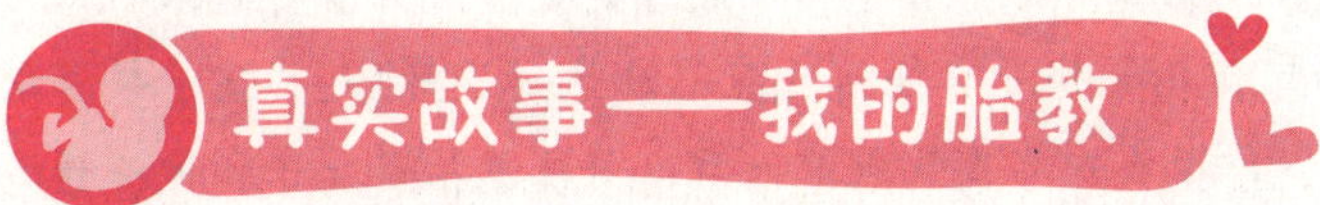

真实故事——我的胎教

盼盼一岁七个月了。上个月的一天，奶奶带她下楼，出门时说：“盼盼，奶奶抱你下楼玩。”他回答说：“奶奶累了，盼盼自己走，下楼玩。”一连三个短句，吐词清楚，条理清晰，你能相信是一岁半孩子讲的话吗？前几天偶然的一次，爷爷抱着问他：爸爸、奶奶在干什么？他回答说："爸爸炒菜，奶奶切辣椒，爷爷抱盼盼，阿姨上班了。"爷爷再问："舅舅呢？""舅舅也上班了。"

一连串的短句，不仅内容完整，一个"也"字的运用，充分显示其语言的成熟和表达的精确程度。如果不是我从怀孕4个月开始经历过"语言胎教"的实践，也许我自己也不会相信一岁七个月的孩子会有这样的口才。

据胎教资料，胎儿5～6个月语言中枢已基本形成。因此，我从4个月起就有意识地对胎儿进行语言刺激。第一周训练发音：用手轻轻地有节奏地拍着腹部，发a、o、e等韵母和声母，每日早、中、晚三次，每次20分钟；第二周，发m—a—、ma—，b—a—、ba—；三周起训练ma—ma—，ba—ba—等双音节词；第四周开始用很慢的速度讲短句，如"奶奶吃饭""宝宝睡觉"，等等。尽管第一个月我感觉不出胎儿有任何反应，可我充满信心，天天坚持施教。

5个半月后感觉到胎动了，除每天坚持语言训练外，着重于观察力、记忆力的培养。主要通过户外散步、上下班路上和睡前对胎儿讲述所见事物的名称、外形，等等，往往同一个地点、同一件事物我会专程去上三四次，每次至少要讲述3遍。第一二次去，着重给孩子介绍事物的名称、外形、颜色，我讲，胎儿听，让胎儿通过我的眼睛观察事物；第三四次重游，我就边讲边提问，好像与老朋友亲切地交谈。如"昨天我们在这里看到什么了？好多好多苹果是不是？红红的苹果，对不对？"到屋外散步，我们夫妻常边走边自言自语地告诉孩子看见些什么："爸爸妈妈带宝宝出来散步，你看，到桃花苑了，这儿都是桃树。唷，好多桃花呀！"闻一闻（其实是我在闻），"啊，真香！"

上下班路上，我也自言自语和孩子说话，告诉他路上见到的一些新鲜事物。晚上，总是念儿歌、讲故事给他听。

怀孕到第7个月，胎儿的脑、四肢等器官均已形成，我开始用游戏的方法对胎儿进行语言和动作的协调训练。先给胎儿讲解一至两遍，再自己做示范动作，最后和他一起做游戏。例如早晨起床前，我每天都轻轻地拍着腹部说："宝贝，要起床了，你听见妈妈的话就动一动。"起初几天都没有任何反应，没想到了第4天，孩子果真用脚向我放手的部位踢过来了。你说我有多高兴啊！而后，只要我拍着肚子和他说话，他都会踢我。三周后我训练他左右两边踢，果真胎儿会随着我手的移动一左一右地踢我，乐得他爸爸直打哈哈。

怀孕到8个月，我侧重于训练胎儿的思维想象能力，常念一些朗朗上口散文诗般的儿歌，如《小雪花》："是谁，敲着窗户沙沙沙？是我，我是……"由于这样的儿歌难度大，所以一有时间就念，每次念一首，一首念三天。

"胎教"作为"0岁教育方案"的一个重要组成部分，对于培养人的潜在素质，对后天婴幼儿基本素质的提高，无疑有较大的影响。

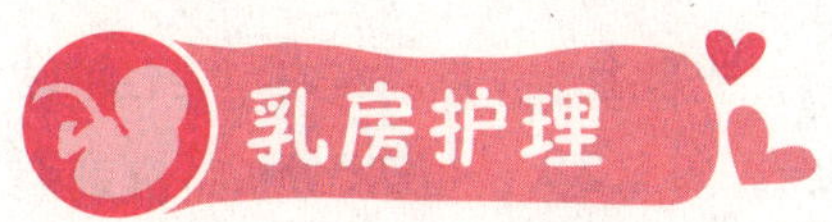

乳房护理

乳房是未来婴儿营养的源泉，因此，保护好乳房十分重要。实际上，不管你是否决定哺喂母奶，在第19～20周时，都要进行乳房护理，以预防乳头破裂而导致发炎，同时矫正乳头凹陷。

1.乳房的保健

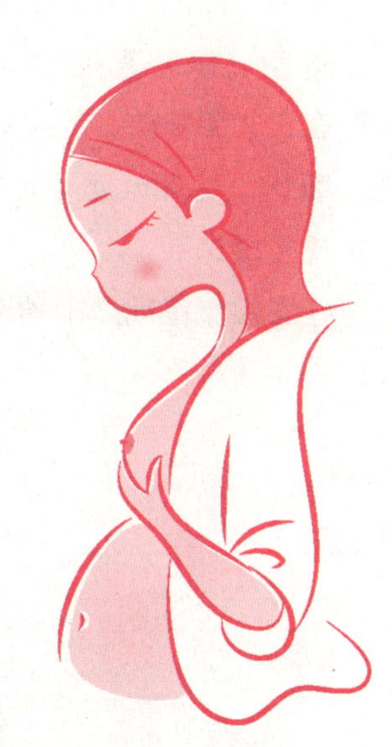

妊娠期乳房逐渐变大、变重，如任其发展不管，会使乳房组织松弛，乳腺发育不正常。可选用合适的乳罩将乳房兜托起来。乳罩类型应以不过于压迫乳头、也不影响乳房的血液循环为原则，如选用背带较宽的大号乳罩，可使人感觉不到乳房的重量，也不至压迫乳头。

睡觉或休息时应取下乳罩，这样有利于呼吸及乳腺的血液循环。同时，应注意防止乳房受外伤、挤压并防止感染。如发现乳房红肿有硬块时，应及时热敷、按摩。

2.乳头的保健

初次怀孕的人，乳头的皮肤很娇嫩、敏感，往往经受不住日后婴儿反复吸吮的刺激，哺乳时会感到奇痒或疼痛。为了克服这种现象，要从妊娠5～6个月起每日用肥皂水和温水擦洗乳头一次，擦除乳头上积聚的分泌物干痂，然后涂一些油脂，可增加皮肤的坚韧度和对刺激的耐受力，以防哺乳时发生乳头皲裂。妊娠后期也应经常用温水或酒精清洗乳头，保持乳头清洁，促进乳头皮肤老化，角质层增厚，对防止发生妊娠期乳腺炎大有好处。

乳头过短，甚至凹陷，或乳头有裂纹的孕妇，应及早采用乳头矫正法，矫正可从妊娠17周开始，方法如下：

❶提出乳头，停留片刻，每日进行数次。如乳头提出有困难时，可压乳晕周围，提出后可按乳头保护法进行按摩。

❷先把自己的手洗净，乳头两侧各放一个手指，先是上下，然后左右，轻轻地往相反方向牵拉乳晕皮肤及其下面的组织，重复进行，每日2次，每次5分钟。哺乳时可用中指食指按压乳晕部，以便使乳头凸起，给婴儿吸吮母乳创造良好的条件。

❸用上述方法不能矫正时，可使用乳头吸引器将乳头吸出。

提吸乳头时可能会引起宫缩，对子宫敏感、宫缩频繁的孕妇，或有反复流产、早产史的孕妇避免采用。

❹使乳腺管通畅。为使乳腺管开通，乳汁流畅，从妊娠32周起要挤出初乳（即在正式泌乳前，乳房分泌的少量清稀的乳汁），提前这样做了就能预防瘀乳、乳头裂伤，乳汁分泌不足等问题发生。但需注意是否有子宫收缩出现，必要时要终止或暂缓进行。

妊娠妇女定期产前检查时，应该注意乳腺的检查。

第20周 快乐的孕期生活

胎宝宝状况 胎宝贝已经长到25厘米左右，体重约320克，生长趋于稳定。胎宝贝开始有了脑部的记忆功能，你和爱人的“温言软语”小宝贝都能记下来。皮下脂肪开始生成，味觉、嗅觉、听觉、视觉和触觉等感觉器官迅速发育。心跳已经十分活跃，小手小脚都能在羊水中自由活动了。

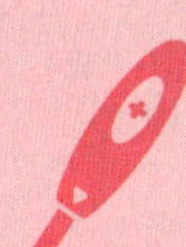

孕妈妈状况 从现在开始，你的腰部和腹部也开始膨胀了。宫底每周大约升高1厘米，到了让老公帮你测量每周宫高的时候了。如果宫高持续2周没有变化，就要及时请医生为你做检查。因为胎宝贝整天忙着在里面做伸展运动，要么伸伸胳膊，要么踢踢腿，你的肚子从表面上看去可能偶尔会有些凹凸鼓动。

食物花样要不断变换，注意营养的均衡。这时要适当地增加运动量了，运动可以增强心肺功能，使身体适应血液循环和呼吸系统不断增加的负荷。在医生的指导下或是在孕妇学校学到的助产体操会有非常好的效果，它可以增强参与分娩的肌肉群的力量、放松骨盆关节，为今后能顺利分娩做准备。充分的全身性放松的运动可以使你保持身心愉快。

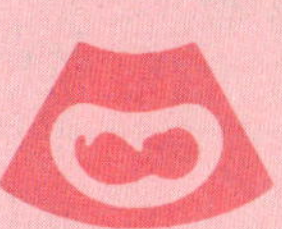

第20周，别忘了到医院做例行产检。本周可做一次B超，排查畸形。也可以在随后的两三周内做。

细说B超检查

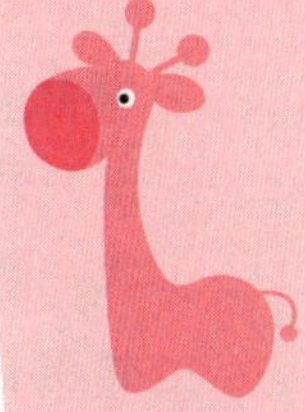

前面多次提到B超，这里专门讲一讲。超声波是频率在20千赫以上超过人耳听阈的声波。超声波用于诊断和治疗人体疾病的原理是，穿透不同障碍和产生不同回声的能力。超声诊断仪类型很多，

B型是临床上应用最广泛和简便的一种。B型超声波（B超）检查法可以直接显示图像，借助B超诊断胎儿畸形的准确率较高。排查畸形的B超检查一般在孕20～24周进行。

1.借助B超诊断胎儿是否畸形有五大优点

1. 对人体无创伤、无射线、无痛苦；
2. 能够清晰地显示人体软组织的解剖结构；
3. 可直接观察脏器的活动状态；
4. 施羊膜腔穿刺术时，可以帮助胎盘定位，避免损伤胎儿；
5. 简便、准确、容易被孕妇接受。

2.对于高度怀疑下列5种胎儿畸形者，可用B超进行诊断

1. 无脑儿：可在妊娠3个月后检出；
2. 脑积水：脑积水常合并羊水过多，易于检出；
3. 神经管畸形中的脑脊膜膨出；
4. 脐带异常，如脐膨出；
5. 消化道异常，如消化道闭锁、十二指肠闭锁等。

B超检查还可以依次对胎儿的身体各部位进行扫查，可诊断连体畸形、小头畸形等。高分辨率的B超甚至可对唇裂等微小畸形准确诊断。

3.为什么要进行B超检查

1. 发现胎儿某些严重畸形，如体表畸形，少数内脏畸形等，但并非全部都可查出。
2. 核对预产期。孕妇月经周期不规律，可通过超声检查帮助核对预产期。
3. 确定胎儿位置。使用超声检查确定胎儿在子宫内是否是头位、臀位、横位。
4. 确定胎盘的位置。通常胎盘是附着在子宫体的侧壁或前、后壁。如果胎盘附着子宫颈口附近，或覆盖子宫颈口，容易导致产前出血。
5. 发现并确认胎儿的数目。如是否为双胞胎。
6. 了解胎儿生长发育情况。有时你的医生需要知道你的胎儿当前的生长发育情况，如果你的宫高测定经常偏小或过大，而超声检查能帮助医生较为准确地评估胎儿的生长发育情况。

⑦了解羊水量。通过普通测定子宫的高度可以提示羊水量是否正常，但超声检查能准确判断羊水的多少。

⑧评估胎儿宫内状态。超声波可获得生物物理切面图，可了解胎儿在宫内的状态，以消除疑虑。还能观察到健康胎儿的正常活动，并进行评分。

⑨排除异位妊娠。有的孕妇胚胎种植在子宫外，如输卵管妊娠。这是很危险的妊娠。因为当胚胎不断长大时，随时有可能引起输卵管破裂。使用超声检查在大多数这样的病例中能清楚地观察到胚胎种植的部位。

⑩协助孕期其他特殊检查。进行羊膜腔穿刺时，穿刺针的定位应在超声仪的指导下进行。

4.注意的问题

①B超检查是常规产前检查的必做项目，也是使用得较多的产前诊断技术。正常妊娠者应该根据医生的建议，在适当的时间接受适当的B超检查。

②目前，国内有一些医院竞相开展给肚子里的宝宝做B超“照相留影”，留下娘胎中的一颦一笑。这只有一点纪念意义，做不做都行。

③超声是无创性检查，不必担心对胎儿的危害。整个妊娠期通常需做3～5次，有异常情况会增加次数。

④B超检查的诊断符合率不可能达到100%。

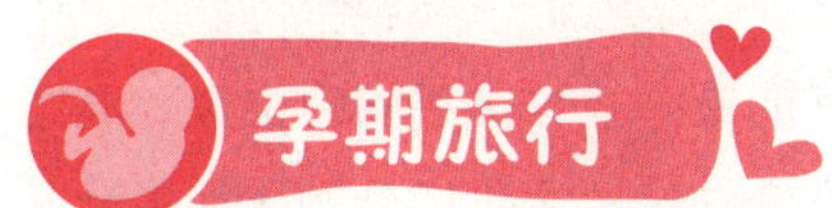

准妈妈要出门旅游，最好安排在怀孕中期（怀孕4～6个月）。旅游前最好先咨询产科医生，以确定是否适合旅游。此外，要注意交通安全，在汽车或飞机里一定要系好安全带，要有人陪同。若有任何不适，马上请当地医生检查。准妈妈若有不适合旅游的因素，最好不要勉强出行，以免在旅途中发生状况。非出远门不可时，应请产科医生将你的特殊情况写下，随身携带，一旦遇到不适，可马上拿给当地医生看，有助于医生立即采取正确的应变措施。

一般来说，怀孕的时候最好不要出门，但现在的许多准妈妈是忙碌的职业女性，长长的十个月里说不定就要出公差，为了自己和胎儿的安全，一定要认真阅读下面的文字：

1.制订合理的旅行计划

即使身体状况很好，准妈妈也不能太过疲劳，在行程安排上一定要留出足够的休息时间。此外，出发前必须查明到达地区的天气、交通、医院等，若行程是难以计划和安排的，有许多不确定的因素的话，还是不去的好。

2.途中要有人全程陪同

准妈妈不宜一人独自出门，如果与一大群陌生人做伴也是不合适的。最好是由丈夫、家人或好友等熟悉你的人陪伴前往，不但会使旅程较为愉快，而且当你觉得累或不舒服的时候，也有人可以照顾你。

3.衣食住行要多注意

食：避免吃生冷、不干净或没吃过的食物，以免造成消化不良、腹泻等突发状况；奶制品、海鲜等食物容易变质，若不能确定是否新鲜，最好不要吃；多喝开水，多吃水果，可防脱水和便秘。

衣：以穿脱方便的保暖衣物为主，还可以带上帽子、外套、围巾等，以预防感冒。若所去地区天气炎热，帽子、防晒油不可少。平底鞋、托腹带、弹性强的袜子可帮助你减轻疲劳带来的不适。多带一些纸内裤可以应急。

住：避免前往海岛或交通不便的地方。蚊蝇多、卫生差的地区不可前往，传染病区更不合适前往了。

行：坐车、搭飞机一定要系好安全带，落座前最好找好洗手间的位置。准妈妈尿频，憋尿对准妈妈是没有好处的，最好能每小时起身活动10分钟。如果颠簸得厉害的话，就不要起身了，在座位上伸展一下身体。不要搭坐摩托车或快艇，登山、走路也注意不要太费体力，一切宜量力而为。

4.随身携带药品

胃肠药、治疗外伤的药水药膏、创可贴、花露水等，使用时要先看说明，有无准妈妈慎用的字样。

5.活动量不要太大或太刺激

活动量太大容易造成准妈妈的体力不支，从而导致流产、早产及破水；太刺激或危险性高的活动也不可参与，例如过山车、自由落体、高空弹跳等。

6.旅途中随时注意身体状况

旅途中，若感觉疲劳请稍事休息；若有任何身体不适，如下体出血、腹痛、腹胀、破水等，应立即就医。此外，如果准妈妈有感冒发烧等症状，也应该及早去看医生。总之，不要轻视身体上的任何症状而继续旅行，以避免造成不可挽回的损失。

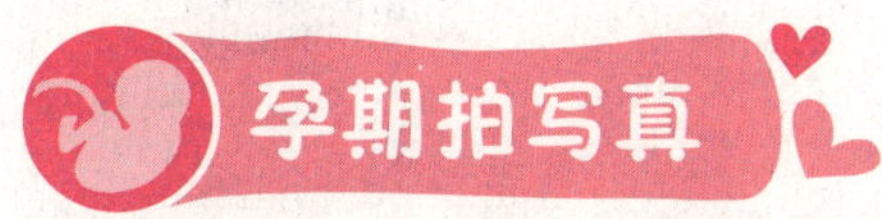

孕期拍写真

孕妈妈拍专业写真照，在大城市已成了一种流行。孕期10个月，你都可以留下孕影，但适合拍专业写真的时间要到7个月后，此时肚形与孕味才充分显现。在最后两个多月里，孕妈妈应该找个机会去专业的孕妇摄影馆拍摄。

孕妇写真的风格日益多样，孕妈妈可以与摄影师交流，也可以带着自己喜欢的样片给摄影师看，启发摄影师创作。孕妇写真还是以记录为主，孕妈妈可以带些自己有纪念意义的衣服与装饰来拍摄，也可以带上为小孩准备的衣服与物件，这样出来的照片不但有自己的独特性，更有纪念意义，也让摄影师有更多的表现空间。

一位孕妈妈对写真的感言

这是一位孕妈妈在摄影馆的聊天记录：

马上宝宝就要出世了，对于孩子的到来我有很多的憧憬。我想准妈妈们可能会给孩子准备很多东西，早早为孩子做好各种打算。不要忽略，拍孕妇写真也是重要的一项。我个人认为这个留念还是很有意义的，大多数人一生也就这么一次。它不像结婚照可以补拍，孕妇照只能在孕期拍摄，记录自己怀孕的体态。

将来等到孩子大了，可以给孩子看看，当年你就是从妈妈的肚子里出来的。当你指着照片说：看，这就是妈妈怀你的样子。那是多么值得骄傲的事情啊！

现在我的肚子都裂了，有很多的纹。也许很多人觉得有纹不好看，甚至拍后用电脑给修了。我不这样认为，其实这些纹正显示了孕妈妈的辛苦，将来给孩子看时可以理直气壮地说：看，妈妈多辛苦才将你生下来的。那可就有凭有证了。

专业摄影师胡中的拍摄小记

孕妈妈对自己的写真都非常重视，下面是我遇见的其中两位：

她从怀孕开始就规划自己的拍照时间，离生小孩还只有一个星期的时候，才来我们摄影馆拍摄。真是出乎我的意料，肚子已经非常饱满与壮观，但她摆的动作很随意与自然。据她说，每年都拍摄写真，所以对拍照的感觉掌握得比较好。在出来的相册里，我们署上了“时髦妈咪正当道”的标题。取片时她与母亲一起来的，她母亲一定要把照片挂一张在自己的家里，对女儿这时的形象感到非常自豪。

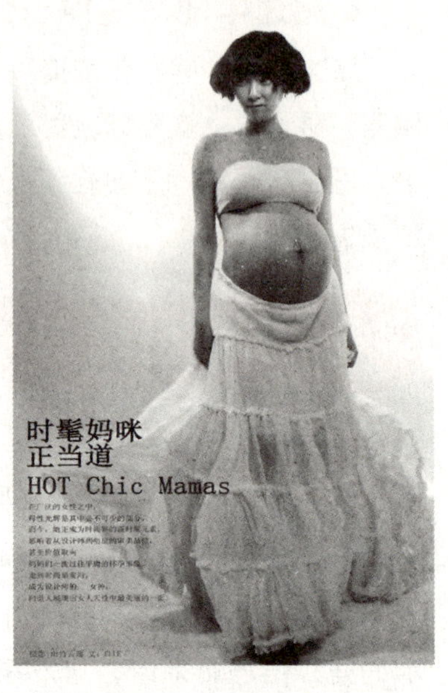

还有一位孕妈妈更使我记忆深刻。她已经住院了，时刻准备生产，可还是放不下这桩心事，瞒着家人与医生从医院里跑出来拍照。她说，我怎么着也要为自己此时的形象留个纪念，不然以后再也不可能了。

我为何执着拍摄孕妈妈

这个啊，得从一张皇历说起。胡中说：

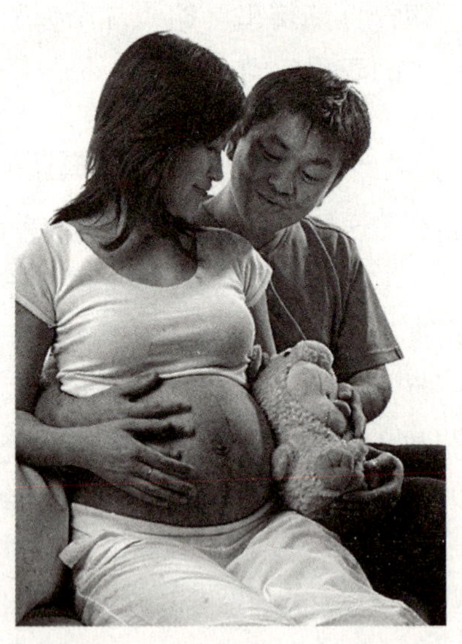

父亲留给我一张纸片——我出生那天的皇历，记载着我的出生日期，有阴历也有公历，还有芒种和适合出门等信息。见到这一张发黄的纸片时，我已经30多岁了，当时眼里一阵模糊，非常感激父亲。它已不是一张轻薄的纸片，它承载着几十年的厚爱。我仿佛看见，我妈怀我时的形象与当时家里的各种桌桌椅椅。如果当时要留下照片多好啊！现在可能已经发黄了，母亲也是满头白发，可照片上的形象真真实实地存在过，也鲜艳过。

因为这个遗憾，我拿起了相机，决心为令人敬爱的妈妈们留下最美、最动情的瞬间。

第6章

怀孕第六个月

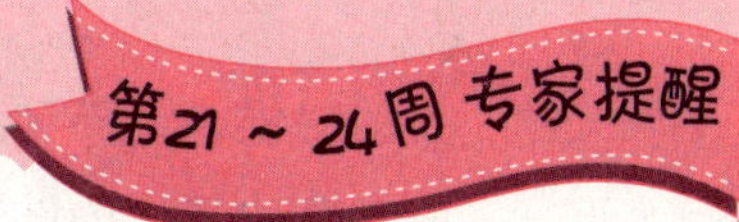

(1) 勿过多饮食，体重第 21~24 周以增加 1000 克为宜，以免过胖。

(2) 穿着宽松衣服，保持心情愉快。

(3) 穿戴合适胸罩，清洁乳头使之舒适。

(4) 避免长期站立，睡觉时可分开双腿。

(5) 晾晒衣服时，宜将竹竿降到孕妇腰部之高度，切勿踮脚或弯腰。若发生小腿抽筋，宜尽快按摩腿肚或一手压住膝盖一手将脚指头往上用力压。

(6) 发型宜清爽样式，避免烫发及染发。

(7) 穿平底鞋，以减轻腰部的负担，也降低母体重心，避免跌倒。

(8) 上、下楼梯宜踏稳脚步，将身体重心放在前脚，较不易跌落。

(9) 尽可能避免从事会使小腹用力的工作。

轻松愉快做胎教

胎宝宝状况 胎宝贝身长约26厘米，体重390克左右。头发在迅速地生长，眉毛和眼睑清晰可见，渐渐变得“眉清目秀”。开始长出手指甲和脚趾甲。皮肤结构形成，变得滑溜溜的身上覆盖着一层白色、滑腻的物质，这就是胎脂。胎宝贝已经有了固定的活动和睡眠的周期，不过活跃期不一定都是在白天，也有可能在晚上或其他时间段。

孕妈妈状况 这时，你的呼吸变得急促起来，特别是上楼梯的时候，走不了几级台阶就会气喘吁吁的。这是因为日益增大的子宫压迫了你的肺部，而且随着子宫的增大，这种状况也更加明显。此时胎儿和母体的生长发育都需要更多的营养，要注意增加铁质的摄入量。如有必要，也可在医生指导下补充铁剂。

有专家认为，第6个月开始进行直接胎教最为合适。胎教是一个循序渐进的过程，方法不拘一格。比如，选择一些好听的故事讲给宝宝听，也许将来这些故事会是宝宝出生后最喜欢的呢。

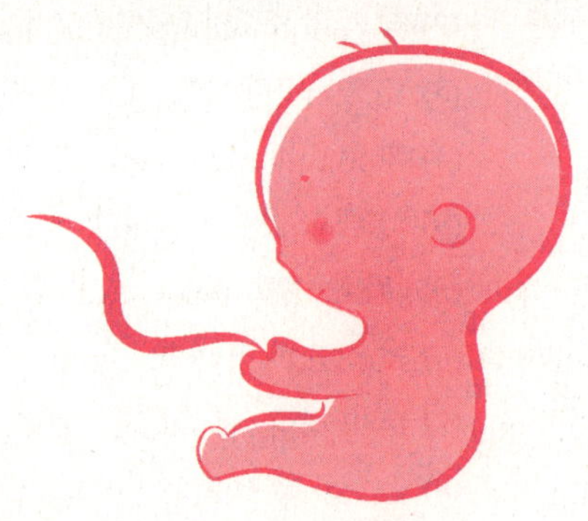

21周

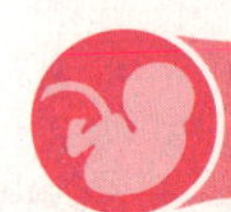

爱抚胎宝宝

抚摸胎儿是生命的亲昵。胎儿需要的是母亲的爱，不但需要优美的语言和乐曲，而且还需要有肢体的接触和亲昵。摸一摸胎儿，腹内的小宝宝可以感觉到。经常抚摸胎儿可以激发胎儿运动的积极

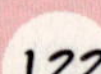

性，你也许不会明显感到胎儿发回的信号，这种信号缓慢而有节奏，只有实践，才可能有清晰的感觉。

孕后6个月时，孕妇要经常抚摸腹部，与胎儿进行“交流”。

1.姿势

孕妇仰卧在床上，头不要垫得太高，全身放松，呼吸匀称，心平气和，面部呈微笑状，双手轻放在胎儿位上，也可将上半身垫高，采取半仰姿势。不论采取什么姿势，但一定要感到舒适。

2.方法

双手从上至下，从左至右，轻柔缓慢地抚摸胎儿，心里可想象你双手真的抚摸在可爱的小宝宝身上，有一种喜悦和幸福感，深情地默想或轻轻说出：“小宝宝，妈妈真爱你”“小宝宝真舒畅”“小宝宝快快长，长成一个聪明可爱的小宝贝”等言语。

每次2～5分钟，一天2次。如果配以轻松、愉快的音乐进行，效果更佳。

如果胎儿以轻轻蠕动作出反应，可继续抚摸；若胎儿用力挣脱或蹬腿，应停止拍打抚摸。理想的抚摸时间，以傍晚胎动较多时，或晚上10时左右为好。

贴心提醒

1.抚摸胎宝宝之前，准妈妈应排空小便。

2.孕早期以及临近预产期不宜进行抚摸胎教。

3.抚摸胎宝宝时，准妈妈避免情绪不佳，应保持稳定、轻松、愉快、平和的心态。

4.进行抚摸胎教时，室内环境舒适，空气新鲜，温度适宜。

5.有不规则子宫收缩、腹痛、先兆流产或先兆早产的准妈妈，不宜进行抚摸胎教，以免发生意外。

6.曾有过流产、早产、产前出血等不良产史的准妈妈，不宜进行抚摸胎教，可用其他胎教方法替代。

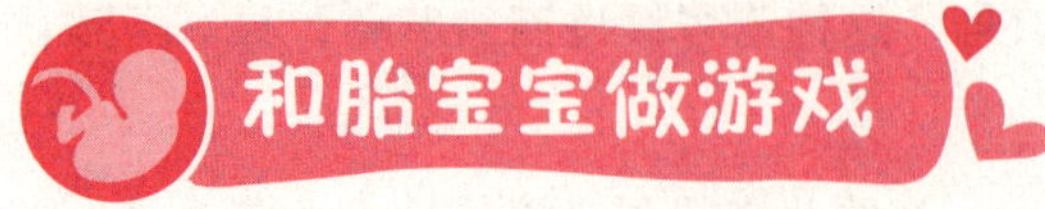

怀孕5个月，可以与胎儿玩踢肚游戏了。美国专家提出了一种“踢肚游戏”胎教法，通过母亲与胎儿游戏，达到胎教的目的。

1.姿势

孕妇仰卧在床上，头不要垫得太高，全身放松，呼吸均匀，心平气和，面部呈微笑状，双手轻放在胎儿位上。也可将上半身垫高，采取半仰姿势。不论采取什么姿势，都要感到舒适。

2.方法

1. 胎儿踢肚子时，孕妇轻轻拍打被踢部位几下，然后等待第二次踢肚。
2. 一两分钟后，胎儿会在拍打部位再踢。这时再轻拍几下，接着停下来。如果你拍的地方改变了，胎儿会向你改变的地方踢，注意改拍的位置离原胎动的位置不要太远。一两分钟后，胎儿会在改变后的部位再次踢。
3. 每天进行2次，每次3～5分钟。

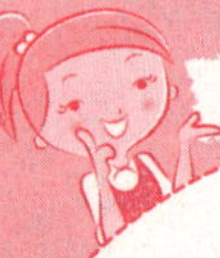

Tips

听胎心

胎心的速率可以提示胎儿的健康情况，正常怀孕6个月后，可听到胎儿心脏跳动所发出的声音。

丈夫可使用胎心听诊器或简易的喇叭形听筒，贴在孕妇腹部听。每天1次，每次1分钟，可在孕妇脐部上、下、左、右四个部位听。

正常的胎心跳动为120～160次/分。如果每分钟胎心率大于160次或小于120次，或胎心不规律均为异常情况。可过一段时间再听一次，如果仍属异常，应及时到医院检查。

经过这种刺激胎教训练的胎儿，出生后学站、学走都会快些，身体健壮、手脚灵敏。婴儿出生时大多灵敏，拳头松弛，啼哭不多。与未经训练的同龄婴儿比，显得天真活泼可爱。

3.注意

❶游戏前准妈妈应排空小便；避免情绪不佳，应保持稳定、轻松、愉快、平和的心态；进行游戏时，室内环境舒适，空气新鲜，温度适宜。

❷如遇到胎儿“拳打脚踢”强烈反应，表示胎儿不高兴，这时孕妇应停止动作。此时，可用爱抚法抚摸胎儿头部，安抚胎儿，一会儿胎儿就会安静下来，用轻轻蠕动来回答。

❸有不规则子宫收缩、腹痛、先兆流产或先兆早产的准妈妈，不宜进行踢肚游戏，以免发生意外。

❹曾有流产、早产、产前出血等不良产史的，不宜进行踢肚游戏。

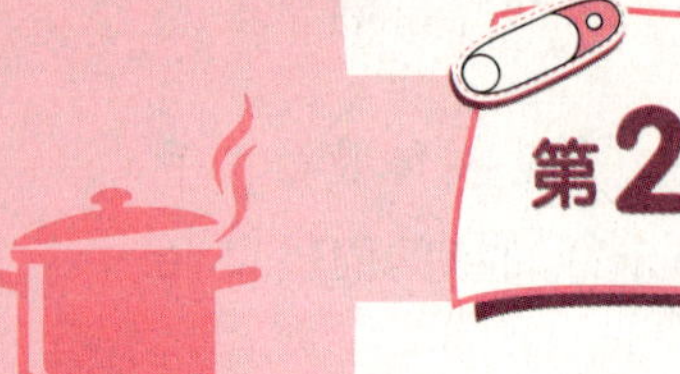

第22周 胎动更频繁了

胎宝宝状况 胎宝贝身长已经长到27厘米左右，体重大约有470克。小家伙的皮肤是红红的，为了方便皮下脂肪的生长，上面皱皱的。胎宝贝手部和手指的小动作多了起来，不是抓抓小鼻子，就是揉擦小脸、拍拍小脸蛋，有时还会噘噘小嘴巴。

孕妈妈状况 你的身体会越来越重，上楼的时候会感到呼吸有点儿困难。如果你走得快了些，腹部有可能会忽然感到一阵剧痛，这是子宫肌肉伸缩引起的，是这个阶段常见的症状，以后慢慢会有所好转，建议你暂且把行动节拍稍稍放慢。胎动更加频繁了，好像无论你做什么事，胎宝贝都在积极地作出回应，让你感受到这个小家伙的存在。

为了防止出现腰、腿部神经痛或膀胱刺激症，应格外注意下身的保暖了，特别是寒冷时节。贴身内裤应挑选保暖效果好的覆盖式内裤（裤腰能覆盖肚脐及以下部分），或者选用腹带，既能保温，又能从下腹轻轻托起增大的腹部，使身体稳定性增加。

每天听一段抒情优雅的古典音乐，或是找些短小、有趣的童话，请老公一起配合，富有感情地朗读给小家伙听；也可以买一盘幼儿故事磁带，每天听一段。最好是反复地讲或听同样的音乐或是固定的几个小故事，这样才会加深小宝贝对“这段声音”的记忆，也许在小家伙出生后，那段声音会使其吃奶时胃口大开，或是能很快从哭闹中平静下来。

可以选择这个时间为自己和未来的宝宝采购一些必需的用品，比如婴儿床、婴儿车。

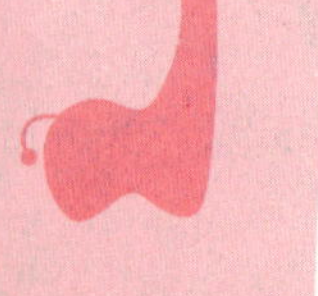

安全地做运动

孕妇明智地选择运动是很重要的，因为此时孕妇身怀六甲，无法再像过去那样，想做什么运动就做什么。

1.爬楼梯

有的准妈妈会选择爬楼梯的方式来锻炼自己，这种办法有利于自然分娩。只要身体不觉得疲倦，这样的运动是很不错的。

2.游泳

喜欢游泳的准妈妈也可以保持这个习惯，不过要注意选择卫生的泳池；在拥挤的时候不要下池游泳；游泳完毕后一定要注意保暖不要感冒了；游泳时间比平时要少一些。

贴心提醒

1.孕期选择的运动完全可以按照自己平时的爱好来进行，不过，运动量要相对小一些。

2.怀孕早期3个月内，少运动，以免影响坐胎。怀孕中期4～7个月，胎盘已经形成，可加大运动量。8个月以后，以稍慢的散步为主，速度上以3公里／小时为宜，时间上以孕妇是否感觉疲劳为度，最好别超过15分钟。

3.运动时，注意如下几点：

(1)穿宽松的衣裤、宽松的平底鞋。

(2)避免在水泥或柏油等硬质的地上从事运动，以减少运动伤害。

(3)运动前后各喝上两杯250毫升的果汁或矿泉水，补充一些点心，避免自己或胎儿血糖过低。

(4)怀孕前3个月，体温不要超过39℃。

(5)运动前，先做5分钟暖身运动与缓和运动。

3.跑、跳、瑜伽等

需要跑、跳和四肢充分伸展的运动，对于不是职业运动员的准妈妈来说有一定的危险，最好不要参与，尤其是在孕期的前3个月和最后3个月。如果你有练习瑜伽或有氧操的打算，最好向你的教练咨询一下，在练习中如果发现不适要立即停止并联络妇产科医生。

4.每天散步30分钟

这是一项值得推荐的运动。最好选择清晨或黄昏去花园、绿地或其他空气清新、环境幽静的地方走一走，条件许可的话最好能有人陪伴。如果到了围产期，一定要有人陪伴或随身带好通信工具，遇上突发情况可以在第一时间得到帮助。

5.快步行走

快步行走与慢跑相比，不易损伤关节，也不易影响子宫内的胎儿。对于平常没有运动习惯的孕妇来说，每天只要能够快步走上30分钟，这样的运动量就已经很理想了。

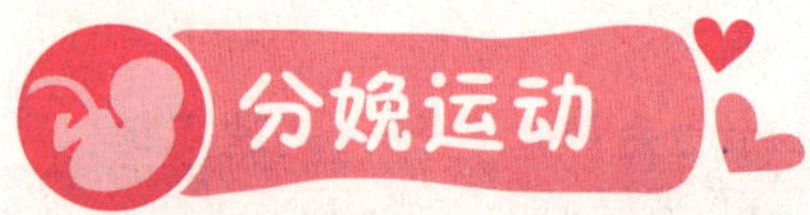

运动可以保持体能、稳定情绪，更重要的是通过运动，可以增强与分娩相关肌肉与关节的力量，让孕妇在分娩的时候，对胎儿产生较大的推力，使宝宝出生得更顺利一些。

1.盆底肌肉弹性运动

怀孕过程中，如果找不出一项适合你的运动，我们强烈建议你试试锻炼盆底肌肉弹性的凯格尔运动（Kegel）。

凯格尔运动是一位名叫凯格尔的医生所发明的运动。通过凯格尔运动，可以强化骨盆底部肌肉的弹性，让它达到收放自如的境界。这样做的结果，不但可以预防或治疗小便失禁，而且可以避免分娩时阴道组织撕裂，使分娩更轻松顺利。另外，凯格尔运动可以增加阴道肌肉的弹性与敏感度，让性生活更美满。

盆底肌肉弹性是否良好，可以这样判断：尿到一半的时候，试着看看能否忍住，停止排尿，如果能够很轻易、快速地做到，表示这部分的肌肉弹性很好。如果做不到，可以试做几周凯格尔运动，就会看到成效。

❶ **排尿练习**：排尿时，试试看能否随意停止四五次。这项运动无法训练大腿、下腹部以及阴道肌肉，只是凯格尔运动的暖身操。

❷ **重复做**：一开始，一天练习4次，每次重复10下收缩与放松盆底肌肉。熟练后，每天做4次，每次50下左右。

❸ **练习时间慢慢增长**：先练习收缩盆底肌肉，然后从1数到5之后放松。重复做10次。然后视情况慢慢增加收缩时间。

❹ **变换姿势**：熟练后，可以尝试使用躺姿、坐姿、蹲姿等不同姿势来练习。

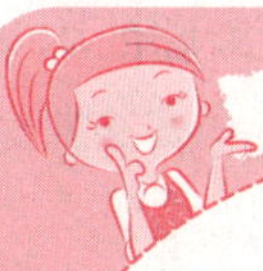

Tips

怎样监控运动量

孕妇运动量是要合适，孕妇自己身体承受不了运动的负荷，胎儿一定也会觉得不舒服。一般来说，可以根据心率来判断运动量是否过量。母亲在运动时的心率，最好不要超过每分钟140次。可以利用以下方法判断运动量是否已经过量：

1.脉搏测量

可以用手腕上或下颚接近颈部位置的脉搏，来检测脉搏速度是否已经太快（只要轻按在脉搏上10秒，然后将所计算的脉搏跳动次数乘以6，就得到每分钟的心跳数）。运动时，脉搏不要超过140次／分，体温不要超过38℃。

2.说话试验

运动时，如果说起话来，已经有上气不接下气的感觉，就应该将目前的运动减缓下来，直到可以保持正常的说话速度为止。

3.运动试验

运动时，如果有头晕目眩、虚弱、头痛、呼吸短促、心悸、子宫收缩、阴道出血或漏液，或者身体任何部位感到疼痛，就应该立即停止。

2.分娩肌肉伸展运动

锻炼所有与分娩有关的肌肉，使你分娩时能够更顺利、更舒服一点。肌肉伸展运动就是针对腿部、下腹部肌肉、骨盆肌肉以及相关肌肉韧带的加强运动。

(1)蹲姿练习

每天先蹲10次，每次以1分钟开始练习，然后慢慢增加练习的时间与次数。清理冰箱、叠衣服甚至看电视时，可以顺便做蹲姿练习。

(2)随意叉腿盘坐

阅读、织毛衣时，可以练习叉着腿盘坐，每天三次，每次10分钟。练习这种姿势时，背部要保持挺直。习惯后，可以慢慢延长练习时间。

(3)腿部伸展盘坐

背部倚靠墙壁或沙发，叉着腿盘坐，然后将盘坐的双腿抬起，让双腿的脚掌平贴在一起。然后，再将双臂自然放在膝盖上面。如果膝盖曾经有过毛病，最好别做此项运动。

(4)大臂绕圈运动

练习腿部盘坐姿势后，可起身做大臂绕圈运动。绕臂时手臂尽量放轻松一点。

(5)骨盆翘起运动

骨盆翘起运动是一种可以舒缓下背部压力的运动。这里介绍两种方式：

❶ **四肢着地**：四肢着地，用双臂支撑重心，尽量不要摇晃背部。吸气时，要深入丹田，维持3秒钟左右。开始吐气时，可以变换成较舒服的平躺姿势，然后慢慢吐气出来。一天可以至少练习4次，一次重复练习50次。

❷ **站姿**：站立，背部尽可能垂直贴靠在墙壁上，后脚跟与墙面保持约10厘米的距离。身体前倾，将下背部尽量向墙壁“顶”，保持5秒钟，然后重复三五次。

(6)膝胸伸展运动

膝胸伸展运动是一种消除下背部疼痛最有效的运动之一。每次5分钟即可。先将双手撑着地板，然后以膝盖跪着面向地板，接着在手肘与前臂处垫着枕头，以方便将手肘与前臂屈放下来。然后，慢慢将头部放低，放在屈贴在地板上的手肘与前臂之间。此时，臀部微微抬起，使下半身的重量用腹部的肌肉来做支撑。

第23周 宝宝超过500克了

胎宝宝状况 胎宝贝长到了28厘米或更长，体重差不多有550克。五官越发清晰，具备了微弱的视觉。胰腺及激素的分泌也正在稳定的发育过程中。肺中的血管形成，呼吸系统正在快速地建立。

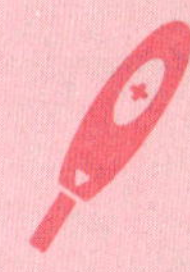

孕妈妈状况 你是个真正的“大肚婆”了。肚子是大了，还变得非常能装吃的，甚至以前根本不喜欢的食品都能让你有食欲。这时你常会有“烧心感”，在弯腰、咳嗽、用力时更容易发生，所以日常饮食要注意不要过多，少吃辛辣性食物、过冷或过热的食物。用餐后不要立即躺下，睡眠时可抬高上身的角度，可有效减少胃液反流。排便时不要过于屏气用力，衣带裤带要宽松。

要注意生活细节：站立时两腿要平行、两脚稍稍分开，把重心放在脚心上。走步时要抬头挺胸，下颌微低，后背直起，臀部绷紧，脚步要踩实。上下楼时切忌哈腰、腆肚，下楼时一定要扶着扶手，看清台阶踩稳了再迈步，尤其到孕晚期更要注意。坐下时要深而稳地坐在椅子上，后背伸直靠在椅背上，髋关节和膝关节呈直角状，切忌只坐在椅子边上。拾取东西要先屈膝、后弯腰，蹲好再拾，注意不要压迫肚子。避免站在小凳子上够取高处的东西、长时间蹲着做家务、双手拾重东西，或是做使腰部受压迫的家务等。

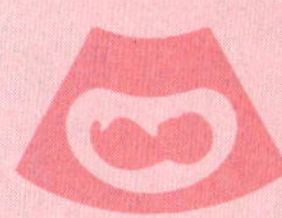

胎动次数有所增加，并更加明显。你可以试试和胎宝宝做做游戏，当他（她）把你的肚皮顶起一个小鼓包时，你可以一边跟他（她）说话，一边也用手摸摸他（她），轻轻推一下，看他（她）有什么反应。经常这样做，胎儿会发现这是个有趣的游戏，会和你玩得很起劲。

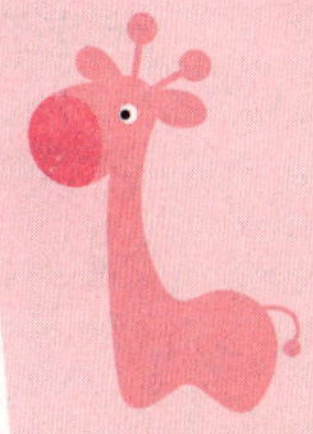

孕妇胀气

由于怀孕时子宫的增大会压迫到大部分消化系统，因此消化道内会本能地产生气体与之抗衡。

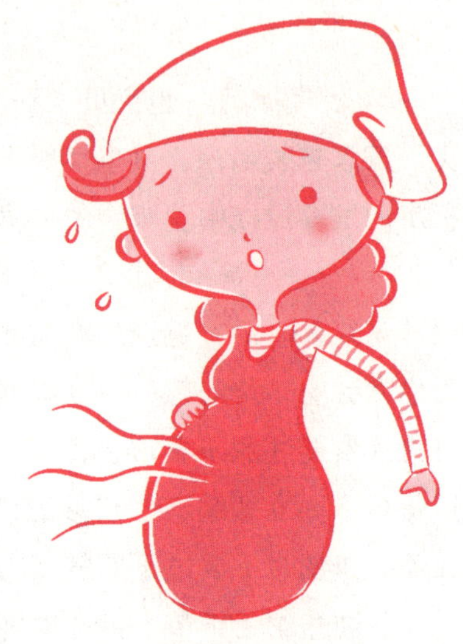

减缓胀气现象发生的方法有以下几种：

1.时常让肠道保持蠕动

避免便秘可以减少胀气的产生。

2.细嚼慢咽

吃喝得很快时，很容易咽下许多气体。吞下的气体越多，已经迟缓的肠道必须应付的气体越多。因此，一定要细嚼慢咽。消化道上端加工处理得好，下端就容易发挥功能。

3.避免饮食含气饮品或食物

常见的产气食品包括甘蓝菜、包心菜、花椰菜、芽甘蓝、豆类、青椒以及一些碳酸饮料，如汽水等。

4.避免食用油炸或油腻食物

含高油脂的食物由于较难消化，因此，停留在消化道的时间相对较久，从而导致胀气。

5.少食多餐

像小宝宝一样少食多餐要比一日三餐更有利于肠道的消化。大多数孕妇对每天吃五六餐感到更舒服。

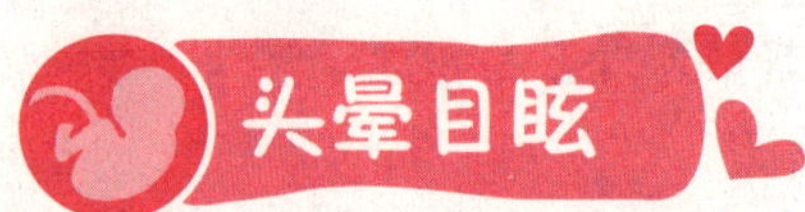

头晕目眩

怀孕中期或接近中期时，你可能会觉得头晕目眩，这是正常的怀孕反应。除非发生的频率越来越高，而且越来越严重，否则，不会造成什么不良的影响。

头晕目眩主要是由于脑部供血不足引起的，如孕妇的身体动作变化很大或是长时间坐着或站着保持一种姿势，都会造成脑部供血不足而引起头晕目眩感。如果你眩晕的次数十分频繁，就应该到医院进行检查，找出病因对症下药。

下面是预防和减少怀孕时发生晕眩现象的小技巧：

❶以少量多餐的方式，补充营养价值高的点心。

❷定期做产前检查。每次做产检时，别忘了测量血压、血液铁质含量是否正常。

❸避免长期保持同一站姿或坐姿。如果真的必须一直坐着，就别一直坐着不动，抬高腿部。在坐着的同时，做一些简单的腿部运动。如频繁前后或左右变换姿势；脚部尽量上下摆动；腿和脚做划圈运动；可以分别将你的双腿交互举起、放下等。

❹进入怀孕后半期，尽量朝左侧躺着或睡觉。

❺不论从躺姿爬起来，还是从坐姿站起来，动作应该放轻放慢。

❻如果感觉到轻微头晕，最好能坐就坐，能躺就躺。躺下时，头部平躺，将腿部微微举高。

❼如果坐下之后，眩晕的现象仍然没有明显的改善，如果可能的话，最好设法找一处舒适的地方躺下。此时，头部应保持平躺，并且将腿部微微举高。

第24周 孕味凸显

胎宝宝状况 胎宝贝已经长到约30厘米，体重差不多有630克，开始充满孕妈咪的整个子宫。这时，小宝贝会用脚踢子宫，使羊水发生震荡，以引起大脑冲动从而促进皮肤发育。如果子宫收缩或受到外力压迫，胎宝贝会用力踢子宫壁，把这种信息传递给妈咪。

孕妈妈状况 你的乳房越发变大、乳腺功能发达，如果用手挤压会流出少量黏性很强的黄色乳汁。子宫进一步增大，宫高接近20厘米，子宫底已高达脐部，你自己用手就能明确地判断出子宫的位置。

要多注意休息，休息时可将枕头、坐垫等柔软东西垫在膝窝下，避免做经常弯腰或长久站立，穿柔软轻便的低跟鞋或平跟鞋，腰痛得厉害时可用热水袋热敷。睡眠时，正确的姿势是左侧卧位。注意补充铁质，多吃一些含铁、维生素C丰富的食物，以增进铁质的吸收。也可在医生的指导下补充铁剂。

第24周，别忘了到医院做例行产检。准爸爸要协助妻子做好胎儿监测。

注意感觉胎动

除了B超检查，孕妈咪是没办法通过眼睛了解生活在子宫里的宝宝的状况的，作为宝宝传达讯息的方式，胎动是孕妈咪了解胎儿健康状况的重要渠道。孕妈咪需要通过测试胎动，来了解胎宝宝的安危状态。所以，即使每天忙于工作和家庭，也要抽空温柔地触摸肚子，确认胎动情况，以防不测。

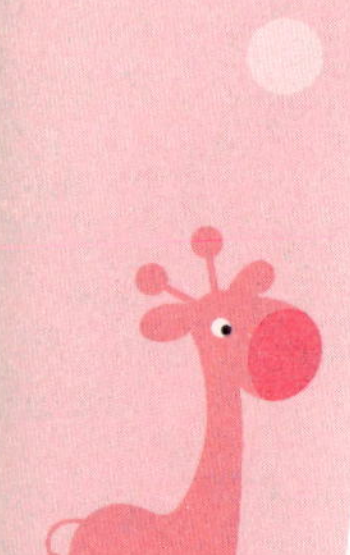

1.测试时间

怀孕第24周时可以开始。到28周后胎动更有规律，应每天坚持。

2.自数胎动

自数胎动是孕妇了解胎儿宫内变化、自我监测胎儿安危的最简单、最直接的方法。

通常每天早、中、晚3次，每次各数1小时，将3次胎动数相加的总和，乘以4，则为12小时的胎动数，胎动计数>30次/12小时为正常。

若胎动计数<10次/12小时，提示胎儿缺氧。

每小时胎动不应低于3～5次，如胎动突然变得频繁或减少，需要尽快就诊。

胎动减少往往是胎儿缺氧的表现，胎动消失12～24小时，有发生胎死宫内的危险。

监测胎动是一项严肃认真的工作，一边聊天，一边做其他的事情，一边数胎动是不准确的。自数胎动时取卧位或坐位，思想集中，专心体会，可以用纸笔画“正”字。若连续胎动或在同一时刻感到多处胎动，只能计作一次，等待胎动完全停止后，再接着计数。胎动的强弱和次数，个体差异很大。

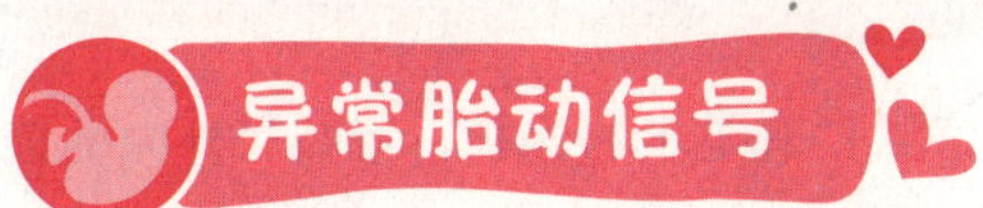

异常胎动信号

准妈妈应该以24小时作为一个周期，来观察宝宝的胎动是否正常。因此，

Tips

如何把胎动数清楚

数胎动时可以坐在椅子上，也可以躺在床上，双手轻轻放在腹部，专心体会胎儿的活动，从胎儿开始活动到停止只算一次。这样就容易数清楚胎动次数了。

如果一天内，发现宝宝的胎动规律明显异于平时，就应该查找原因，及时到医院就诊。

1.胎动突然减少

诊断原因：准妈妈发热。

分析：一般来说，如果准妈妈有低热情况，胎儿也因有羊水的缓冲作用，并不会受到太大的影响。值得注意的是引起准妈妈发热的原因。如果是一般性的感冒而引起的发热，对胎儿不会有太大的影响。准妈妈的体温如果超过38℃，会使胎盘、子宫的血流量减少，小家伙也就变得安静。所以，为宝宝健康着想，准妈妈需要尽快去医院，请医生帮助。

建议：

1. 怀孕期间，要注意休息，特别要注意预防感冒。
2. 有流行性疾病发生时，要避免去人多的地方。
3. 每天保持室内的空气流通和新鲜。
4. 多喝水、多吃新鲜的蔬菜和水果。

2.胎动突然增加

诊断原因：准妈妈受到剧烈的外伤。

分析：一般来说，胎儿在妈妈的子宫里，有羊水的保护，可减轻外力的撞击，在准妈妈不慎受到轻微的撞击时，不至于受到伤害。但一旦准妈妈受到严重的外力撞击时，就会引起胎儿剧烈的胎动，甚至造成流产、早产等情况。此外，如果准妈妈有头部外伤、骨折、大量出血等状况出现，也会造成胎动异常。

建议：

1. 少去人多的地方，以免被撞到。
2. 避免剧烈运动。

3.胎动突然加剧，随后很快停止运动

诊断原因：胎盘早期剥离。

分析：这种情况多发生在怀孕的中期以后，有高血压、严重外伤或短时间子宫内压力减少，准妈妈多容易出现此状况。症状有阴道出血、腹痛、子宫收缩、

严重的休克。一旦出现这样的情况，胎儿也会随之作出反应：他会因此突然的缺氧，胎动会出现短暂的剧烈运动，随后又很快停止。

建议：

❶有高血压的孕妇，要定时去医院做检查，并依据医生的建议安排日常的生活起居。

❷避免不必要的外力冲撞和刺激。

❸保持良好的心态，放松心情，减轻精神紧张度。

4.急促胎动后突然停止

诊断原因：脐带绕颈或打结。

分析：正常的脐带长度为30～70厘米，如果脐带过长则容易缠绕胎儿的颈部或身体。因为好动的小家伙已经可以在羊水中自由地运动，翻身打滚是常有的事情，所以一不小心就会被卡住。一旦出现脐带缠绕拉紧或是打结的情况，就可能使血液无法流通，导致胎儿因缺氧而窒息的现象。有上述情况出现时，准妈妈会感觉到：胎动会出现急促的运动，经过一段时间后又突然停止，这就是宝宝发出的异常信号。

建议：

❶一旦出现异常胎动的情况，要立即就诊，以免耽误时间造成遗憾。

❷准妈妈要坚持每天细心观察胎动，如有不良感觉时，应马上咨询医生或去医院检查。

第7章

怀孕第七个月

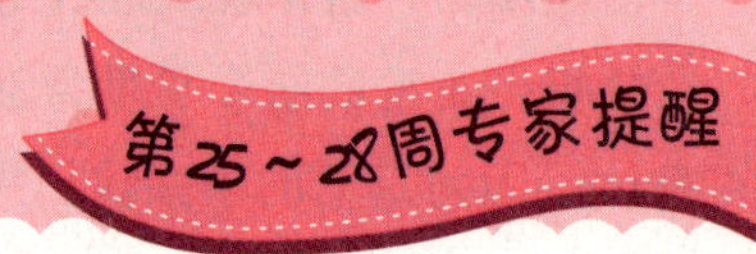

(1) 随着胎儿渐渐长大，母亲腹部也越来越大，腰背脊椎的负担也越来越大，走路时宜保持抬头挺胸正确姿势，坐时腰部要有支撑，时间皆不可过久。

(2) 由于大腹顶住胃部，发生心口灼热感，此时进食后不要马上躺下，可采用半坐卧姿势较为舒适。

(3) 若足踝或双脚水肿厉害，可抬高双腿或穿着弹性袜改善，平时切勿久站或久坐，也不要长时间走路。

(4) 穿平底鞋，以减轻腰部的负担，也降低母体重心，避免跌倒。

(5) 因腹部渐大，上、下楼梯宜踏稳脚步，将身体重心放在前脚，较不易跌落。

(6) 若宝宝出生用品尚未准备齐全，这个月还可安排时间选购，但要尽快完成。

(7) 绝对禁止站在椅子上位于高处取物，或拿取位于高处的物品，此种姿势最容易因重心不稳而跌倒。

(8) 避免腹部用力的工作，以免刺激子宫收缩，引起早产。

(9) 变换姿势体位时，动作不要太迅速，以免引起眩晕而跌倒。

(10) 此时期胎儿活动频繁，若产检被诊断为“胎位不正”时，可做“膝胸卧姿”改善（膝胸卧姿做法：选择一处硬又平的地面，将胸部完全紧贴地面；臀部提高，固定此姿势 10~15 分钟，早晚各 1 次，做到胎位正常为止）。

(11) 口红色彩基本上不要鲜红色系，免得看起来脸型臃肿。

(12) 穿宽松孕妇洋装、布料花色尽量简单。

第25周 身体越来越沉重

胎宝宝状况 胎宝贝身长大约有31厘米，体重不到720克。大脑发育进入一个高峰期，脑细胞迅速增殖分化，脑体积增大。视网膜发育完全，眼皮也会动了，小眼睛时睁时闭，这样的小动作能帮助完善睡眠。舌头上的味蕾正在形成，这时小家伙能通过你尝到食物的味道了。

孕妈妈状况 身体越来越沉重，手脚也会出现酸痛。要多晒太阳，防止缺钙。因为胎儿大脑在飞速发育，你应多吃些健脑的食品，如核桃、芝麻、花生，等等，但要注意适量，避免“上火”引起便秘。适当的运动能帮助你的大脑释放有益物质，通过血液进入胎宝贝体内，对大脑发育极为有利。

经常做适量下蹲运动，这种动作能加强骨盆肌肉运动，增加骨盆肌肉弹性，减少难产概率，虽然简单，却是最好的助产运动。运动一定要适度，不可过劳，严禁做剧烈活动，避免挤压腰部。

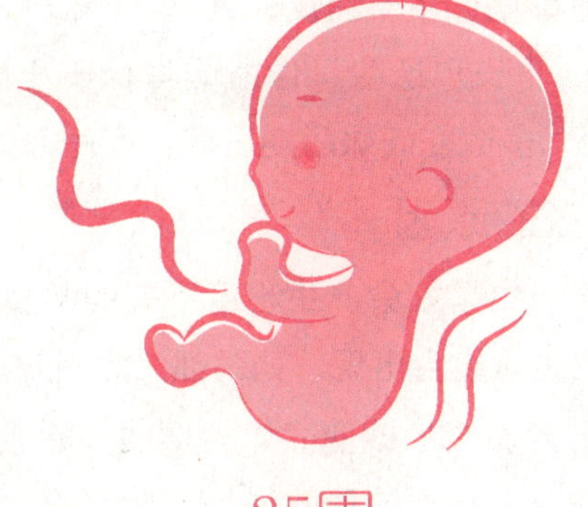

25周

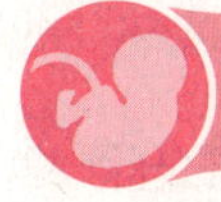

要做糖筛查

妊娠期糖尿病主要是由于孕妈妈体内不能产生足够水平的胰岛素而使血糖升高。我国妊娠期糖尿病的发生率高达15%。妊娠期糖尿病系高危妊娠，对母婴均有潜在影响。

糖筛查，即妊娠期糖尿病筛查，通过口服葡萄糖耐量试验进行，在满24周至28周之间进行。要记住按时做此项筛查。

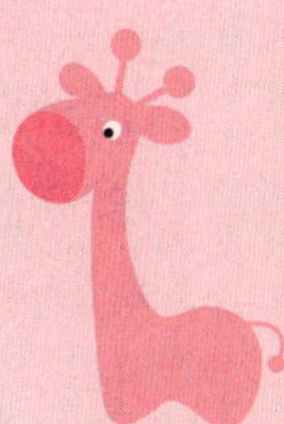

筛查的前3天正常饮食、活动，每日进食碳水化合物150克以上；筛查的前日晚餐后禁食8～14小时至次日晨，通常建议晚8点后禁食。筛查步骤是：

❶空腹，静脉采血。

❷采血后，用300毫升水溶解75克葡萄糖，5分钟内服完。

❸从服第一口葡萄糖水开始准确计时，到1小时和2小时分别静脉采血。

注意：等待静脉采血期间，静坐，禁止吸烟。

正常值：空腹、服葡萄糖后1、2小时血糖值分别小于：5.1毫摩尔/升、10.0毫摩尔/升、8.5毫摩尔/升。

任何一项血糖值达到或者超过上述标准即诊断为妊娠期糖尿病。一旦诊断为妊娠期糖尿病，则需要在医生的指导下进行饮食、运动调控及血糖监测。饮食、运动控制不理想的孕妇，应进行胰岛素治疗。

下肢静脉曲张

静脉曲张是孕期许多不良反应之一，小腿特别容易产生。其主要表现为下肢表浅静脉扩张、伸长和迂曲，像蚯蚓样伏于小腿或大腿部。最早可出现在妊娠3~4个月时，但大多数在妊娠后期发病，产后数月内会消失。

1.静脉曲张的原因

约有三分之一的孕妇会产生程度不等的下肢静脉曲张。静脉曲张不只出现在双腿，其他部位也可能会出现，如颈部、会阴部。主要原因如下：

❶孕期内分泌激素的改变。体内增加的雌激素、孕激素都可以造成血管壁扩张，再加上怀孕时全身血流量的增加，使得原本闭合的静脉瓣分开，造成静脉血液的逆流。

❷胎儿和增大的子宫压迫血管。胎儿和子宫随孕期的增加而变大，压迫骨盆腔静脉和下腔静脉，使得下肢血液回流受阻，造成静脉压升高，曲张的静脉也会越来越明显。

❸体重过重及遗传因素。随着妊娠月份增长，孕妇体重也逐渐增加。体重过重，下肢负荷过大，出现静脉曲张的可能性就会大。此外，静脉曲张有家族遗传倾向，血管先天静脉瓣膜薄弱而闭锁不全，容易发生静脉曲张。

2.静脉曲张的预防和缓解

❶多活动锻炼。不要长时间站着或坐着，勤活动腿脚，常做做简单的锻炼，如散步等，能促进血液循环。

❷左侧卧位睡姿。睡觉采取左侧卧位，能减轻子宫对静脉的压迫，从而减轻腿和脚承受的静脉压力。此外，睡觉时可把脚垫高。

❸抬高脚和腿。坐着时宜抬起脚和腿，两腿别交叉搭着或跷二郎腿。

❹控制体重。合理控制体重可减轻负荷，对症状缓解有较大帮助。

❺不要提重物。重物会加重身体对下肢的压力，不利于症状的缓解。

❻穿着宽松些。避免穿紧身裤、束腰带、吊袜带、袜子上端的松紧带等任何会妨碍你血液循环的衣物。穿宽松点的鞋子。

❼穿孕妇静脉曲张袜。静脉曲张袜可以从脚踝开始，逐级向上减轻腿部承受的压力，促进血液回流，缓解静脉曲张症状。孕妇静脉曲张袜种类较多，网上选购很方便。

❽避免用过冷或过热的水洗澡，与体温相同的水最为适宜。

❾避免饮用含有酒精的饮料和酒水，会加剧静脉曲张的程度。

❿摄取足量的维生素C，有利于保持静脉的健康与弹性。

⓫不要用力按摩静脉曲张的血管，以免引起静脉损坏甚至血栓。

3.外阴静脉曲张的治疗

孕期外阴静脉曲张在妊娠后期较多见，必须及时就医。因为外阴静脉曲张常伴有阴道和子宫颈静脉曲张，若不采取措施，临产时胎儿头部经过时易发生静脉破裂出血。

治疗以局部护理为主，如采取局部冷敷或施以冷水坐浴，可使外阴部曲胀的静脉血管收缩，进而使症状减轻或消失；也可局部涂搽氧化锌软膏（再撒上一些爽身粉），这样也能加强局部静脉血管的收缩。

生活上要保持外阴清洁，穿柔软宽松的棉质内裤，防止局部摩擦引起皮肤溃破。如有小溃疡，及早治疗，防止继发感染。别骑车，别性交。

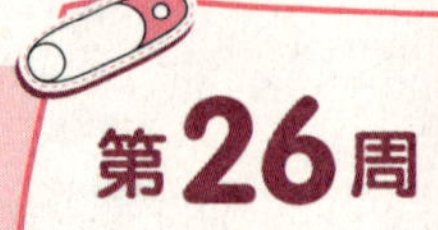

第26周 宝宝800克了

胎宝宝状况 小宝贝身长不到33厘米，坐高约为22厘米，体重810克左右。眼睛、嘴唇、鼻孔慢慢形成。这个时候胎儿的大脑对触摸反应很敏感，视觉神经已经在起作用了，关节也渐渐灵活。

孕妈妈状况 日常饮食要注意保证足量的优质蛋白质，每天摄入量要比孕早期多，且动物蛋白质应占一半以上。适当增加植物油的摄入量，也可以适当食些花生仁、核桃仁、芝麻等必需脂肪酸含量较高的食物。

有的孕妇此时开始出现下肢水肿，预防的办法是：不要长时间站立或行走，休息或睡觉时要把脚垫高。

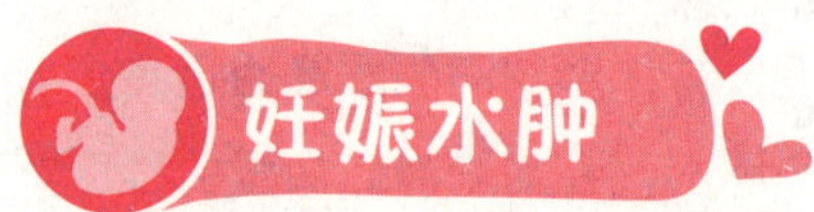

妊娠水肿

大多数孕妇会出现脚手等部位水肿的现象，这种现象可称之为妊娠水肿或孕期肿胀。如果将大拇指压在小腿胫骨处，皮肤明显地凹下去且未很快恢复，即表示有水肿现象。由于不同原因，孕妇在怀孕时在面部、脖子、脚、腿、腹壁、外阴等部位会出现不同程度的水肿，但最容易发生水肿的是孕妇的脚部和小腿。有时内脏也会出现水肿。

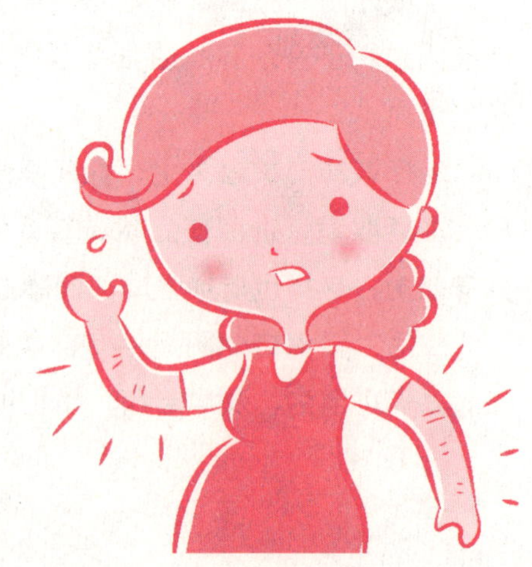

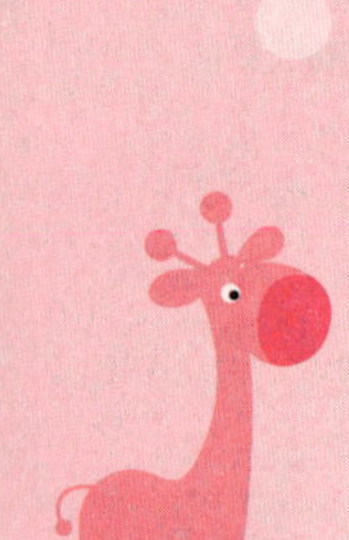

如果你的手腕和手都水肿了，那被称为腕管综合征，是因为向上延伸到胳膊的神经管受到了压迫。

肿胀会随孕期而加重，如果天热，就会更加明显。

孕期出现水肿，如果经检查无血压升高、尿蛋白，便可视为正常现象，不算什么疾病。否则，就必须做好检查和治疗。

1.妊娠水肿的原因

❶妊娠期下肢毛细血管压力升高，滤过率增加，加上静脉压力升高，影响组织液回流，尤其站立或走路时间过长，可使水肿加重。

❷毛细血管通透性增加，尤其是妊娠高血压综合征时，全身小动脉痉挛使毛细血管缺氧，血浆蛋白及液体进入组织间隙导致水肿。

❸血浆胶体渗透压降低。也就是血浆白蛋白下降，在蛋白质摄入不足或吸收不良时尤其劳动负荷量过大时，都容易出现水肿。

❹受内分泌影响，肾小管对钠的“重吸收”增加，使体内水钠潴留，也是引起水肿的原因。

无论什么原因引起的妊娠水肿，药物治疗都不能彻底解决问题，必须改善营养、注意休息、改善生活习惯。

2.减轻水肿的措施

(1)改善营养

增加饮食中蛋白质的摄入，以提高血浆中白蛋白含量，改变胶体渗透压，才能将组织里的水分带回到血液中。还应减少食盐及含钠食品的进食量，如咸菜、咸蛋等，以减少水钠潴留。另外，少食或忌食生冷、油腻食物，适当多吃些温阳的食物。

每天大杯喝水（每杯250毫升）。留意尿液颜色，如果尿液是无色或淡黄色，表示摄取的水分足够；如果尿液颜色比较深，表示摄取的水分不够。

(2)注意休息

增加卧床休息时间，以使下肢回流改善，肾血流量增加，增加尿量，减轻水肿。此外，避免长时间坐着或站立；忙完一天回家休息时，将水肿的双腿大约抬高1小时；坐在摇椅上放松身体，同时把双脚靠在小板凳上。

(3)改善生活习惯

坐着时用小板凳等把双脚垫高，夜间躺下则可用枕头；避免仰卧位，有意识地选择左侧卧位睡姿；穿着宽松衣物，避免有松紧带的长裤、袜子或其他衣物；适当进行走路、游泳等运动，促进手臂和腿部的血液循环。

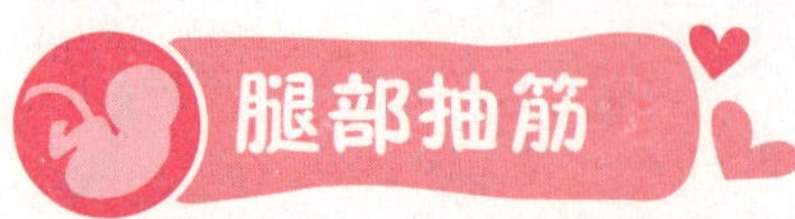

腿部抽筋

小腿或大腿的肌肉突然痉挛、疼痛的现象，医学上叫腓肠肌痉挛。很多孕妈妈在孕期可能出现，抽筋多发生在妊娠中期以后，而且越到妊娠晚期越严重。虽然腿抽筋多数不会持续很长时间，但那种扭曲的疼痛的确难以忍受，而且常常发生在夜晚，影响睡眠。

1.腿抽筋的原因

1 孕期抽筋产生的主要原因是孕妈妈血液中缺钙。

2 子宫增大压迫腿部相关的血管和神经，导致下肢静脉曲张，引起小腿局部血液循环不良。

3 体重逐渐增加，双腿负担加重，腿部的肌肉因承受额外的体重经常处于疲劳状态。

4 小腿肌肉过度疲劳，比如白天走路太多或站立太久。

5 环境温度突然改变，比如夜间小腿肚子着凉、受压，容易引起抽筋。

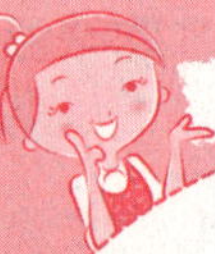

Tips

孕期水肿饮食宜忌

忌： ①含盐多的食物：如辣椒酱、泡菜、咸蛋、咸菜、咸鱼、咸肉等。②生冷、油腻、胀气的食物。

宜： ①富含钾的食物：如香蕉、梨等新鲜水果。②富含维生素C的食物：如柠檬、草莓等水果和各种黄绿蔬菜。③富含维生素B_1的食物：如猪肉、花生等。④利尿消肿的食物：如红豆、绿豆、冬瓜、西瓜、薏米、海带等。

2.应急措施

①小腿抽筋时，立即蹬直小腿，慢慢向胫骨（小腿内侧的长骨）的方向勾脚趾。虽然开始的时候可能会有些疼，但这样做可以减轻痉挛，疼痛也会逐渐消失。

②你如果坐着，可将脚踏在墙上蹬直，或者请身边亲友帮你将腿拉直。

③你也可站着，握紧椅背作为支持，站直使腿后部肌肉伸展，髋部稍向前并弯曲，膝部伸直，均匀地深呼吸。也可以靠墙站稳，双手掌抵着墙，稍前倾，拉伸腿后部肌肉。

④来回走几分钟，对缓解小腿抽筋也可能有帮助。

⑤孕妈妈也可试着按摩肌肉或者用毛巾热敷，来放松痉挛的肌肉。

总之，使小腿蹬直、肌肉绷紧或局部按摩小腿肌肉，都可以缓解疼痛甚至使疼痛立即消失。

3.预防措施

①注意饮食平衡，特别是从饮食中补充钙质。

②经常喝水，保持体内水分充足。

③站着时间不要太长，也不宜走太多路，以免过于疲劳。

④坐着休息时，吃饭或看电视时，转转脚踝、动动脚趾。

⑤经常改变身体姿势，多伸展小腿肌肉。

⑥经常锻炼身体，每天坚持散步，除非医生建议孕妈妈不要做运动。

⑦夜里抽筋的人，尤其要注意保暖，避免潮湿和受凉。

⑧睡觉前用热水洗脚，也可伸展一下肌肉，尤其是容易抽筋的肌肉部位，或者做做腿部按摩来放松肌肉。

贴心提醒

抽筋不是病，如果发生次数多，持续时间长，又没有明显诱因，就应该找医生，尽快找到病因。

如果肌肉经常疼痛，或者腿部肿胀或触痛，就要去医院检查。这可能是下肢静脉血栓的征兆，需要立即治疗。虽然孕期血栓很少见，但是应谨慎防范。

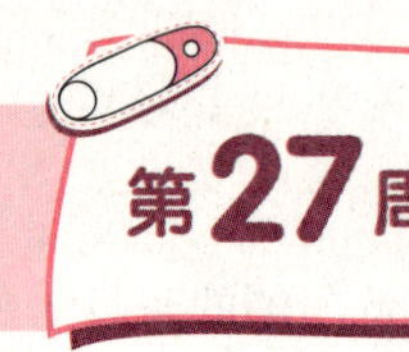

第27周 宝宝还会做梦呢

胎宝宝状况 胎宝贝身长约34厘米，体重910克左右。很多胎宝贝已经长出了头发，眼睛也能睁开了。大脑活动在这一周非常活跃，很多专家认为从这周开始，小宝贝开始会做梦了，但是我们还不知道小家伙到底梦见了些什么。

孕妈妈状况 你的子宫接近了肋缘，这会让人觉得气短，这是正常现象。饮食中，米、面、杂粮要互相搭配，保证孕妈咪摄入足够的营养。多吃海水鱼、奶制品、豆制品、动物肝脏及蛋黄等富含维生素D的食物。同时，注意吃些海带、紫菜，可达到补碘的目的。

小宝贝的胎动有时会让你吃惊，你的腹部可能会像波浪一样地动起来。从现在开始，你最好有计划地学习一些关于分娩的知识，看些关于分娩过程的录像，或者是参加孕妇学习班学习分娩课程。这样做有助于你更加了解自己、了解分娩，减轻产前的顾虑和精神负担。

呼吸短促

怀孕期间，因为“一人呼两人吸”，因此，许多孕妇时常会觉得上气不接下气。这并不表示你或宝宝体内缺氧，只不过是表示你的肺没有足够的空间扩张。

到了怀孕晚期，喘不过气来的频率和强度会增加，这是因为子宫膨大限制了肺部每次呼吸时的扩张能力。为了弥补下方被挤掉的呼吸空间，怀孕激素会刺激你多呼吸，这样才能确保你和宝宝都能获得足够的氧气。

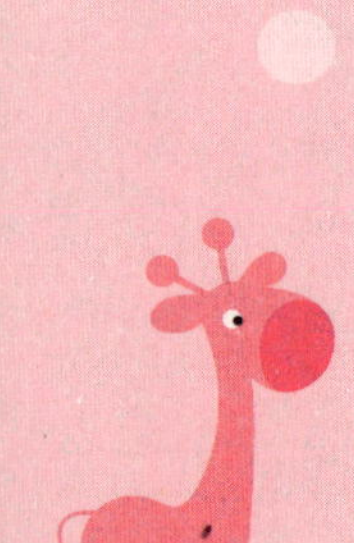

下面这些方式可以增加呼吸的效率和容量，同时能解决怀孕后期上气不接下气的问题：

1. 觉得喘不过气来，马上改变姿势。

2 发现自己上气不接下气，就把动作放慢。

3 试试呼吸运动：站起来，深深地吸一口气，同时把手臂向外侧举和向上举。慢慢呼气，同时把手臂放回到身体两侧。配合呼吸，头部向上抬再向下看。

4 经常运动。怀孕早期即开始进行有氧运动，可以增加呼吸和循环系统运作的效率。

5 尝试各种坐姿或躺姿，找出有助于你呼吸顺畅的姿势。用正确的姿势坐在直背椅子上（挺胸、肩膀向后）比起瘫软在躺椅上，肺部会轻松一些。采用半躺姿势入睡，可以靠躺在枕头上。或者采用侧睡姿势，并且在头下面多垫一个枕头来抬高头部。

如果突发严重的呼吸不顺畅情形，同时伴随胸部疼痛、呼吸快速、脉搏加快或深呼吸时胸部剧烈疼痛等，应迅速就医。

皮肤瘙痒

少数孕妇在妊娠期间，尤其在妊娠早期和晚期，会出现部分或全身性皮肤瘙痒。瘙痒感有轻有重，轻者不影响生活和休息，只是皮肤有痒痒，一般不被重视；严重者痒得人坐卧不安，难以忍受。

瘙痒有阵发性和持续性的，无论哪一种，都与精神因素有关。白天工作、学习紧张时，瘙痒可以减轻或不痒；夜深人静时，瘙痒往往加重，甚至越抓越痒，严重影响睡眠。妊娠期皮肤瘙痒，有的短期内会自行消失，有的一直持续到妊娠终止，分娩后很快会消失。这是妊娠期间特有的症状，所以称为妊娠瘙痒症。

孕妇有了皮肤瘙痒后怎么办呢？

1 轻微瘙痒，可尝试使用优质润肤露。

2 尽量避免用手去搔抓痒处，以防抓破皮肤后引起细菌感染。

3 忌用肥皂水擦洗，防止不良因素刺激。平时孕妇的饮食宜清淡，多食新鲜蔬菜、水果，少吃刺激性食品。居室内保持一定的湿度，防止皮肤干燥，对预防皮肤瘙痒是有好处的。

4 局部瘙痒可外涂药物，如炉甘石洗剂。全身瘙痒须在医生指导下用药，自己千万不要滥用外用药和内服药。

孕程已过三分之二

胎宝宝状况　胎宝贝身长约35厘米，体重1000克左右。大脑已相当发达，可以逐渐控制自己的身体了。已形成自己的睡眠周期。小男孩的阴囊明显，睾丸已开始由腹部往阴囊下降；女孩的小阴唇、阴核渐渐突起。大脑皮层已变得发达，大脑发育进入第二个高峰期，已经建立起来的脑神经细胞可传导脑神经细胞的兴奋冲动。包裹胎宝贝的胎膜内羊水量与他们的身体相比，已达到妊娠最高峰。胎位不能完全固定，可能出现胎位不正。内耳与大脑发生联系的神经通路已接通，对声音的分辨能力大为提高。胎宝贝的动作可能比较频繁，常常活动筋骨或是干脆翻个身。

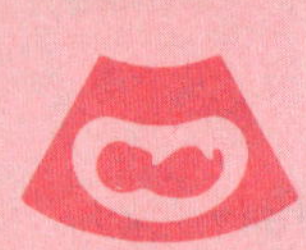

孕妈妈状况　孕妇由于身体新陈代谢消耗氧气量加大，活动后容易气喘吁吁。腹部向前挺得更为厉害，所以身体重心移到腹部下方，只要身体稍微失去平衡，就会感到腰酸背痛或腿痛。心脏负担也在逐渐加重，血压开始增高，静脉曲张、痔疮、便秘这些麻烦，接踵而至地烦扰着孕妈咪。

到本周，你进入了孕晚期。你的血压这时期开始升高，要开始注意妊娠高血压综合征了。不要做过重的工作和家务，避免激烈运动，每天一定要保证8小时以上的充足睡眠和安静的休息，最好还有午休。情绪要稳定。少吃咸食，不要过多摄入动物性脂肪及碳水化合物，以免体重增长过快。

第28周，别忘了做例行产检。同时，建议你做葡萄糖耐受试验。

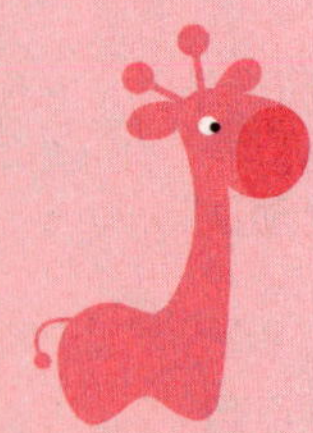

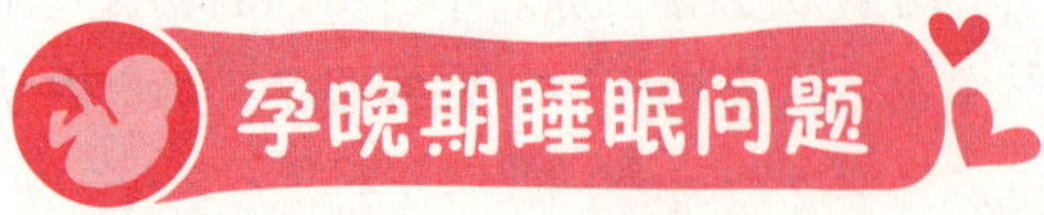

孕晚期睡眠问题

怀孕晚期，孕妇大多存在睡不安稳的问题，其主要原因有三个：一是子宫变大，向上压迫到胃而引起胃灼热，向下压迫到膀胱，使孕妇夜间频繁地上厕所；二是睡眠周期改变，这一时期做梦较多，较易出现苏醒状态；三是小宝宝在肚子里敲敲撞撞，让孕妇不得不醒来。

休息不好会让孕妇很疲倦，影响以后的分娩和育儿。下面是一些争取更多睡眠的小技巧：

❶白天多找机会小憩片刻。

❷早点上床睡觉。

❸如果腿部抽筋半夜惊醒，你可以试试睡前按摩。

❹如果消化不良或者呼吸短促使你无法入睡，可试试用枕头微微抬高上半身的姿势入睡。

白天适度地增加运动可以帮助睡眠，但不要在睡前一个小时内做剧烈运动。

❺如果因为不舒服而半夜醒来，就立刻变换睡姿，尤其是因子宫肌肉拉扯而造成的骨盆疼痛，或子宫压迫骨盆神经所引起的不适时更应如此。

❻倾听放松身心的音乐，听些能使你进入梦乡的歌曲。芭蕾和古典音乐都有缓慢升降的高潮和低潮，催眠作用很好；主题略显单调并有多次重复的乐曲也一样。你还可以试试听些声音单调重复播放大自然中声音的音乐，如潺潺的小溪流水声，或是海浪拍打岸边的声音。

妊娠期高血压疾病

妊娠期高血压疾病是妊娠期妇女所特有而又常见的疾病。在我国发病率为9.4%~10.4%。发病时间一般是在妊娠20周以后，尤其在妊娠32周以后最为多见。冬春寒冷季节和气压升高的条件下，易于诱发。

1.易患人群

❶初产妇及孕妇年龄过小或大于35岁。

❷肥胖、营养不良，特别是伴有严重贫血者。

❸患有慢性高血压、慢性肾炎、抗磷脂抗体综合征、糖尿病合并妊娠者，其发病率较高，病情可能更为复杂。

④有家族史，如孕妇的母亲有妊高征病史者，孕妇发病的可能性较高。

⑤多胎、羊水过多者，发病率亦较高。

2.对母体和胎儿的影响

对母体的影响：妊娠期高血压疾病易引起胎盘早期剥离、心力衰竭、凝血功能障碍、脑出血、肾功能衰竭及产后血液循环障碍等。而脑出血、心力衰竭及弥散性血管内凝血为妊娠期高血压疾病患者死亡的主要原因。

对胎儿的影响：重度妊娠期高血压疾病是早产、宫内胎儿死亡、死产、新生儿窒息和死亡的主要原因。孕妇病情越重，对胎儿的不良影响也越大。

3.如何预防妊娠期高血压疾病

(1)实行产前检查，做好孕期保健工作

妊娠早期应测量1次血压，作为孕期的基础血压，以后定期检查，尤其是在妊娠36周以后，应每周观察血压及体重的变化、有无蛋白尿及头晕等自觉症状。

(2)加强孕期营养及休息

加强妊娠中、晚期营养，尤其是蛋白质、多种维生素、叶酸、铁剂的补充，对预防妊娠期高血压疾病有一定作用。因为母体营养缺乏、低蛋白血症或严重贫血者，其发生率增高。

(3)重视诱发因素，治疗原发病

仔细想一想家族史，孕妇的外祖母、母亲或姐妹间是否曾经患妊娠期高血压疾病，如果有这种情况，就要考虑遗传因素了。孕妇如果孕前患过原发性高血压、慢性肾炎及糖尿病等均易发生妊娠期高血压疾病。妊娠如果发生在寒冷的冬天，更应加强产前检查，及早处理。

第8章

怀孕第八个月

第29～32周专家提醒

(1) 远游或长时间外出，一定要家人掌握行踪。

(2) 提取重物宜将身体重心放在双腿上，切勿直接弯腰取物。

(3) 平衡膳食，注意营养素的补充。

(4) 只可做轻松的家务事，大扫除、清洗浴厕，请家人代劳。

(5) 认识生产前征兆，避免过度劳累，万一发生早产情形，宜冷静沉着，赶快就医诊治。

(6) 睡眠姿势避免仰卧位，提倡左侧卧位。

(7) 减少出入公共场合，人多或过度拥挤的地方要少去，不但可减少感染概率，也可避免母亲因情绪过度激动或受惊吓紧张而早产。

(8) 注意皮肤泛油光，随时使用吸油纸擦拭。

(9) 剪个线条利落的短发，并更注意清洁。

(10) 可穿孕妇装，但长度不可太短，最好及膝或超过膝盖。

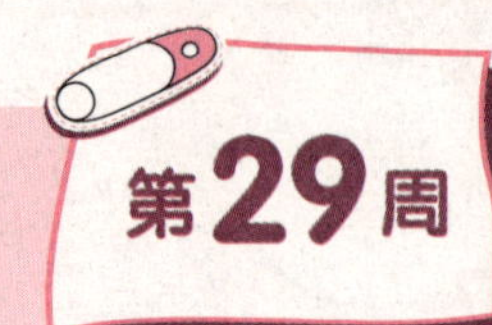

第29周 进入孕晚期

胎宝宝状况 胎宝贝身长大约36厘米，体重大约有1100多克了。这一周小家伙有个十分可爱的小动作不会被你察觉，那就是“微笑”。

孕妈妈状况 孕妈妈肚子里的胎儿营养需求达到最高峰，这时的孕妈妈需要摄入大量蛋白质、维生素C、叶酸、B族维生素、铁质和钙质。可多喝牛奶，每天最好喝两杯（500毫升）。不爱喝牛奶的孕妇也可以喝豆浆，多吃豆腐、海带和紫菜，这些食物中钙的含量也很高，特别是海带和紫菜中还含有丰富的碘，有利于胎儿发育。缺钙比较严重的孕妇要根据医生的建议补充钙剂。

还在给你的胎儿讲故事、说童谣或听音乐吗？你觉得他（她）是不是有反应呢？你可以继续坚持下去。或许这会使你的宝宝出生后，比那些没有受到这种训练的宝宝更好带呢。你也可以让丈夫抚摸着你的肚子，和胎儿说说话，让未来的宝宝也熟悉一下爸爸的声音。

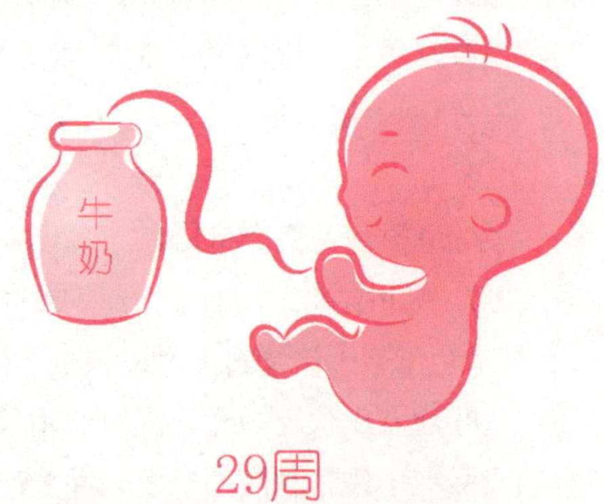

29周

你现在可以为即将出生的宝宝缝制一些小衣服、小被子，或者想一想该给宝宝起个什么名字了。

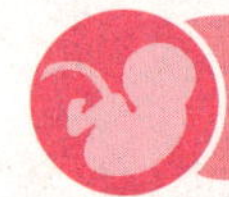

孕晚期饮食指导（第8~10个月）

孕晚期，胎儿的生长速度进一步加快，尤其是细胞体积增加迅速；大脑发育加快；肺部进一步发育以适应出生后能进行呼吸和血氧的交换功能；皮下脂肪大量储存。另外，胎儿还需要为自己出生后储备一定量的钙和铁等营养素。

饮食原则是食物品种多样，营养更为丰富。此期孕妈妈不仅需要增加热量的供给，更应注意优质蛋白质、铁、钙和维生素等营养素的补充。由于子宫快速增大压迫胃部，使孕妈咪的食量减少，所以宜采取少食多餐制，每日可增至5餐以上。

1.膳食结构

在孕中期膳食组成的基础上，再增加50克禽、鱼和蛋，220毫升牛奶或豆浆等。每天钙的需要量为1200毫克。有水肿的孕妈妈应限制食盐，每日在5克以下。

2.饮食要求

①饮食中应以蛋白质和碳水化合物为主，除食入主食米、面和含蛋白质丰富的奶类、蛋、肉、鱼类等食物外，还要注意多食入动物肝脏、猪血、海产品、骨头汤、豆制品、新鲜蔬菜、水果等含钙、铁、磷等微量元素及维生素的食物。

②在妊娠的最后两个月，胎儿对铁质的需求量相对较多。可适当多吃富含铁的食物如肝、肾、大枣、桃干、杏干、菠菜等。

③海带是矿物质营养素的大宝库，海带和紫菜中钙的含量很高，是一般蔬菜的10倍，而且含有大量的碘，对孕妇和胎儿十分有益。所以，孕妇在最后两个月里，应尽量多食用海带和紫菜等海产品，既补充了营养，又不易增加体重。

④注意适当晒太阳，以促进维生素D的合成，利于钙、磷的吸收及胎儿骨骼的生长发育。

⑤妊娠后期，往往出现便秘。孕妇除了多吃些油菜、芹菜等含纤维多的蔬菜外，还要多吃些生津清热的水果、蔬菜，如苹果、香蕉、葡萄、番茄、茄子等。

3.勿乱补，控制体重

孕晚期无须大量进补，孕妇的过度肥胖和巨大儿的发生对母子双方健康都不利。孕妇在怀孕期的体重增加平均12.5千克为正常，不要超过15千克。

孕期能量和某些营养素的过剩，会对孕妇及胎儿产生不利的影响。孕期营养过剩，尤其是能量及脂肪摄入过多，则可能导致胎儿巨大和孕妇肥胖，增加难产概率。

如果出现超重或体重增加过多，应在医生的指导下根据情况调节饮食方案，适当减少动物脂肪与碳水化合物的摄入量。

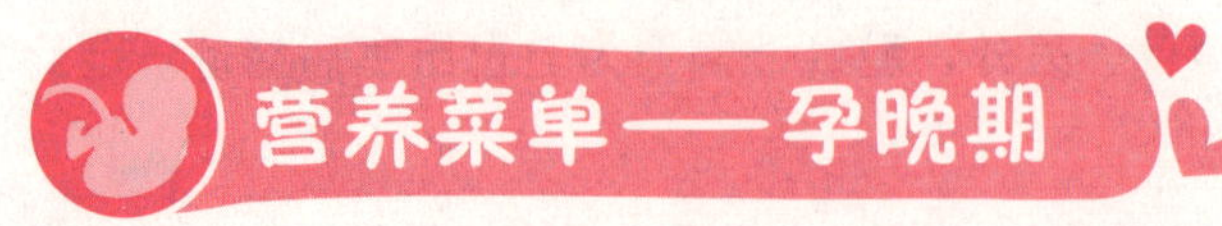

营养菜单——孕晚期

1.红烧海参

【材料】发好海参500克，瘦肉200克，白菜300克，姜2片，葱2棵。

【煨海参料】盐、糖各半茶匙，生抽、酒各1茶匙，上汤1杯。

【调味料】生抽、生粉各半茶匙，油半汤匙。

【芡汁料】蚝油、生粉各1茶匙，麻油、胡椒粉各少许，清水3汤匙。

【做法】

（1）海参放入姜、葱、开水内煮5分钟，除去内脏洗净，沥干切件。

（2）瘦肉切丝，加入调味料拌匀待用。

（3）白菜洗净，以油、盐、水炒熟围于碟边。

（4）烧热锅，下油两汤匙爆香姜、葱，加入煨料及海参煮至海参软烂，放入瘦肉、芡汁料，抖匀上碟即成。

【功效】海参的营养价值极高，含丰富的蛋白质、钙和碘，是滋补食品。具有补血调经的作用，更有安胎及利于生产的功能，最适宜怀孕晚期食用。

2.核桃明珠

【材料】去衣核桃肉150克，中虾400克，芦笋粒3汤匙，红萝卜粒2汤匙，蒜茸半茶匙，酒1茶匙。

【调味料】盐、糖、生粉1/4茶匙，蛋白、油各1汤匙，麻油、胡椒粉少许。

【芡汁料】蚝油1茶匙，生粉半茶匙，盐、糖1/4茶匙，麻油数滴，清水2汤匙。

【做法】

（1）核桃肉放入开水中煮3分钟，取出沥干，入暖油中炸至微黄色盛起。

（2）虾去壳，切双飞去肠，用盐擦洗干净，冲水吸干水分，加入调味料拌匀、泡嫩，油盛起。

（3）烧热锅，下油一汤匙爆香蒜茸，加入芦笋、红萝卜略炒，放入虾，加酒，下芡汁料及核桃肉，抖匀上碟即成。

【功效】核桃是滋养食品，有补血的功效，常吃能使皮肤光滑。虾含有大量蛋白质，可算是养生佳品，配合含丰富纤维的芦笋，最适宜怀孕晚期食用。

3.西芹鸡柳

【材料】西芹、鸡肉各300克，红萝卜、姜各数片，蒜肉（切片）2粒，酒1茶匙。

【腌料】盐1/4茶匙，蛋白半只，生粉1茶匙，麻油、胡椒粉各少许，油1汤匙。

【芡汁料】盐、糖各1/4茶匙，生抽1茶匙，生粉半茶匙，麻油、胡椒粉各少许，清水2汤匙。

【做法】

（1）鸡肉切条，加入腌料拌匀，腌15分钟，泡嫩，油待用。

（2）西芹去筋切条，以油、盐略炒盛起。

（3）烧热锅，下油1汤匙爆香姜片、蒜片、红萝卜，加入鸡柳，加酒，放入西芹及芡汁料，抖匀上碟即成。

【功效】怀孕晚期常有便秘现象发生，应大量摄取纤维素含量丰富的蔬菜，如西芹、芦笋，更含有大量维生素，并有辅疗黄疸病和高血压的功效。

4.营养牛骨汤

【材料】牛骨1000克，红萝卜500克，番茄、椰菜各200克，洋葱1个，黑胡椒5粒。

【调味料】盐适量。

【做法】

（1）牛骨斩大件（买时斩好），洗净，放入开水中煮5分钟。取出冲净。

（2）红萝卜去皮切大件，番茄切成4件，椰菜切大块，洋葱去衣切块。

（3）烧热锅，下油1汤匙，慢火炒香洋葱，注入适量水煮开，加入各材料煮3小时，下盐调味即成。

【功效】牛骨含丰富钙质，对孕妇及胎儿都有益，孕晚期是胎儿骨骼形成的时候，特别需要钙质，因此应常饮用牛骨汤。

5.鲜番茄炒蛋

【材料】鲜番茄200克，鸡蛋2只，食用油25克，盐3克，料酒10克，高汤50克。

【做法】

（1）番茄用开水泡一下去皮，用刀切开净籽，再切成丁，放碗内待用。

（2）将鸡蛋打入碗中，用筷子搅匀，再下盐1.5克和料酒搅匀。

（3）锅烧热，放入油，即把番茄投入锅内，炒2分钟，加盐2克炒和，随即把蛋倒入翻炒再加汤烧1分钟即成。

6.蘑菇蛋卷

【材料】鸡蛋3只，蘑菇20克，植物油25克，牛奶25克，精盐少许。

【做法】将鸡蛋打入碗中搅散，放入牛奶和盐调匀，蘑菇洗净后切成薄片。炒锅置旺火上，下油烧热，放入蘑菇煸炒几下，再放入鸡蛋液，制成饼，折成卷，煎至呈深黄色时，出锅装盘。

7.奶油扒白菜

【材料】净白菜200克，细盐4克，牛奶75克，葱末25克，水团粉25克，料酒15克，高汤75克，大油60克。

【做法】

（1）将白菜头顺切1厘米宽、12厘米长的条。

（2）先用开水将白菜煮烂，用漏勺控出，过入凉水中，将白菜条用手理顺，放在平盘中，挤去水分。

（3）坐锅，打大油40克，葱末炝炒（葱不要炸老），加料酒，打高汤，加细盐，将白菜下锅，见旺火，焙至汤汁少许，用牛奶将水团粉和好，勾芡，打大油（20克），翻炒出锅。

8.虾米烧菜心

【材料】青菜1000克，笋30克，虾米10克，植物油35克，料酒0.5克，精盐5克，汤250克。

【做法】

（1）青菜去老叶，去菜根后，切7厘米长的段，切取菜心600克，洗干净。笋切成5厘米长、2厘米宽、0.4厘米的厚片。虾米用水25克浸透。

（2）旺火烧锅，放进植物油，烧到六成热时，把菜心倒入锅。

（3）菜心翻炒15秒钟，然后加入笋片、虾米和精盐，再炒15秒钟，放入料酒和汤。

（4）把锅移到中火上烧10分钟左右，等菜熟烂，翻个身出锅即成。

9.黄瓜炒子虾

【材料】子虾150克，黄瓜125克，白糖10克，精盐2克，酱油30克，熟猪油45克，料酒5克。

【做法】将虾用水洗洗，剪去须和脚，黄瓜洗净切成3厘米长0.2厘米厚的片。炒锅内放入猪油，用旺火烧，等油冒烟时放入虾翻炒两下，加入黄瓜片、料酒、糖、酱油、盐，再翻炒两下，加水45克，烧开，再翻炒几下即成。

预防早产

大多数早产的原因是无法控制的，如子宫颈闭锁不全、胎盘异常等。就算是没有危险因素的妈妈，也可能发生不明原因的早产，不过这类早产通常可以预防。

要预防早产，下面是一些值得你注意的事：

1. 定期进行产前检查。
2. 不要抽烟，最好在怀孕前就戒掉。
3. 尽可能不要饮用含酒精的饮料。
4. 注重营养均衡的饮食，维持适当的体重增加。
5. 避免服用禁药，非经医生许可，不要自行服用成药。
6. 避免怀孕期间仍处在长期的精神压力状态之下。

贴心提醒

一旦出现下列早产征兆，立即去医院就医：

1.胎膜破裂：指的是羊水从阴道滴出或冲出。

2.腹部紧缩感。

3.腰骶部酸痛。

第30周 大肚凸显

胎宝宝状况 胎宝宝身长约37厘米或更长，体重约1300克。头部还在增大，大脑发育非常迅速。大脑和神经系统已较发达，一旦遇到强烈的声音刺激，胎宝贝就会大惊失色，做出非常惊愕的样子，并张开双臂好像要抓住什么。大多数胎宝贝此时对声音有了反应，眼睛也可以自由开闭，还能够辨认和跟踪光源。小宝贝的头部逐步下降，进入骨盆。

孕妈妈状况 子宫已上升到横膈，孕妇会感到呼吸困难，喘不上气来，吃饭后胃部不适等。随着小家伙的脑袋逐步降入骨盆，不舒适的感觉会逐渐减轻。

孕晚期，胎宝贝在子宫内的正常姿势应该是头部朝下而臀部朝上，以使分娩时头部先娩出。本周要注意的首要问题就是“胎位”。如胎位不正常，就要在医生指导下进行自我矫正。

第30周，别忘了到医院做例行产检。

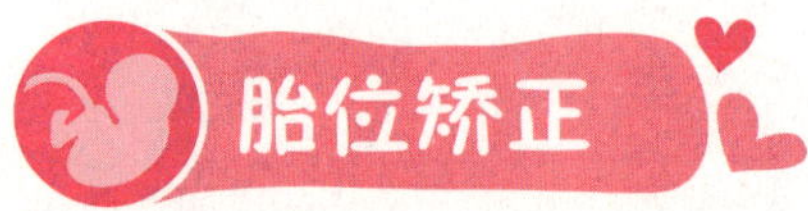

胎位矫正

胎位，是指胎儿在子宫内的位置与骨盆的关系。正常胎位应该是胎头俯曲，枕骨在前，分娩时头部最先伸出骨盆，医学上称之为“头先露”。这种胎位分娩一般比较顺利。除此之外的其他胎位，都属于胎位不正，包括臀位、横位及复合先露等。

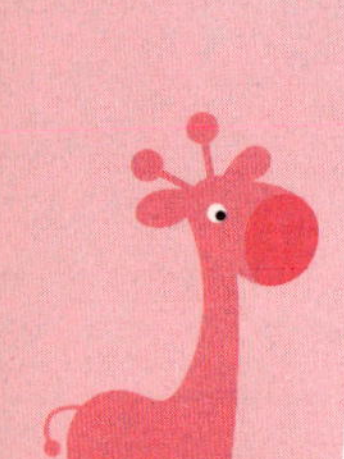

在妊娠30周前，胎儿相对子宫来说还小，而且母亲宫内羊水较多，胎儿有活动的余地，会自行纠正胎位。若在妊娠30～34周还是胎位不正时，就需要纠正了。常用的矫正方法有：

胸膝卧位：排空膀胱，松解裤带，胸膝卧位的姿势如图所示，每日2次，每次15分钟，连做1周后复查。这种姿势可使胎臂退出盆腔，借助胎儿重心改变，使胎头与胎背所形成的弧形顺着宫底弧面滑动完成。

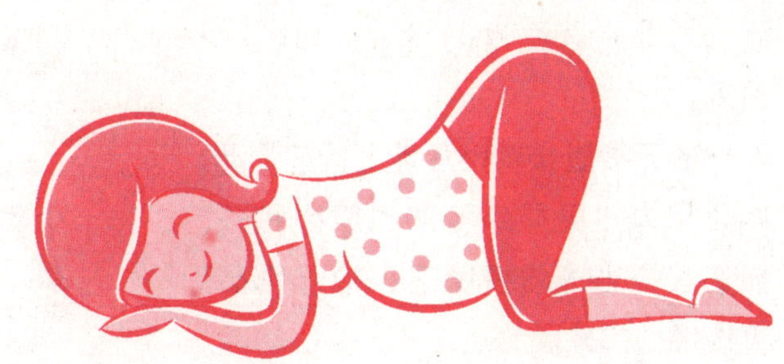

激光照射或艾灸至阴穴：近年多用激光照射两侧至阴穴（足小趾外侧），也可用艾条，每日1次，每次15～20分钟，5次为一疗程。

外转胎位术：上述矫正方法无效者，可于妊娠32～34周上医院行外转胎位术，因有发生胎盘早剥、脐带缠绕等严重并发症的可能，应用时要慎重。

注意活动姿势

到了怀孕后期，孕妇的行走、睡眠等等日常活动都会受到宝宝的影响，为了保证孩子的健康成长和维护孕妇自身的健康，怀孕以后应当注意保持正确活动姿势。

❶下楼时要握住扶手，防止身体的前倾、跌倒。上楼时拉住楼梯的扶手，可以借助手臂的力量来减轻腿部的负担。

❷平时行走时，应该抬头、挺直后背、伸直脖子、收紧臀部，保持全身平衡，稳步行走。

❸坐下时，最好选择用直背座椅（不要坐低矮的沙发），先保持背部的挺直，用腿部肌肉的力量支持身体坐下，使背部和臀部能舒适地靠在椅背上，双脚平放在地上。

❹起立时，要先将上身向前移到椅子的前沿，然后双手撑在桌面上，并用腿部肌肉支撑、抬起身体，使背部始终保持挺直，以免身体向前倾斜，牵拉背部肌肉。

站立的时候，要保持两脚的脚跟和脚掌都着地，使全身的重量均匀地分布在两只脚上，双膝要直，向内向上收紧腹壁，同时收缩臀部，双臂自然下垂放在身体的两侧，头部自然抬起，两眼平视前方。

5 不要直接弯腰从地上拾起物品，以免用力过度导致背部的肌肉和关节损伤。应当先慢慢蹲下，拾起物品后再慢慢站起来。

6 当需要拿高处物品时，千万不要踮起脚尖，也不要伸长手臂，以免不慎摔倒，最好请在家中的亲人帮助。

7 睡觉的姿势往往会影响睡眠的质量，到了怀孕28周以后，要避免长时间的仰卧，以免增大的子宫压迫下腔静脉，影响宝宝的发育，一般以左侧卧为主。起床时，如果你原来的睡姿是仰卧的，应当先将身体转向一侧，弯曲双腿的同时，转动肩部和臀部，再慢慢移向床边， 双手撑在床上、双腿滑下床，坐在床沿上，少坐片刻再慢慢起身。

贴心提醒

1.每天晚上至少要有8～9小时的睡眠时间，有条件的话，中午还可以小睡1小时。

2.运动量要有限度，不要运动到让自己疲劳或上气不接下气的地步。不要尝试那些剧烈的运动，要避免任何有损伤腹部危险的运动。

第31周 宝宝1500克重了

胎宝宝状况 胎宝贝身长39厘米左右，体重1500克左右。小宝贝身体和四肢继续长大，直到和头部的比例相当。皮下脂肪更加丰富，皱纹减少，看起来更像一个初生的婴儿了。各个器官继续发育完善，这时胎儿的肺部和消化系统已基本发育完成，可以分泌消化液。味蕾更加发达。这时小家伙喝进去的羊水已经可以经过膀胱排泄在羊水中，这是在为出生后的小便功能进行锻炼。

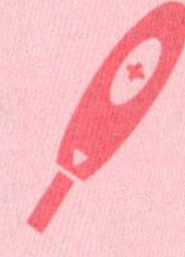

孕妈妈状况 孕妈咪无论夜晚睡眠还是白天躺卧，都应采取左侧卧位，避免长时间仰卧。这时你会感到呼吸越发的困难，喘不上气来。子宫底已上升到了横膈处，吃下食物后也总是觉得胃里不舒服，因此也影响了食欲。这时最好少食多餐，以减轻胃部的不适。

到了孕晚期，白带也会越来越多，护理不恰当就可能引起外阴炎和阴道炎。日常生活中要注意保持外阴的清洁卫生。

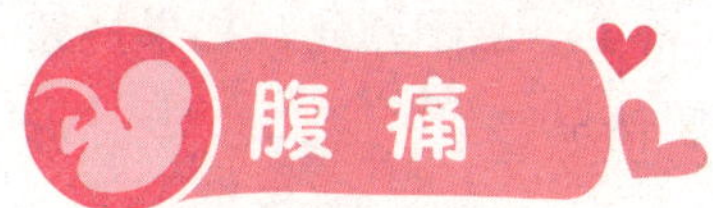

腹痛

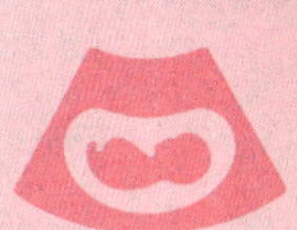

1.腹痛的原因

腹痛是因为子宫的不规则收缩引起的。从孕早期开始一直到孕晚期，大部分孕妈咪会有肚皮硬起来的感觉。其实这是子宫的一种不规则收缩。孕早期的子宫收缩时间会短一些，到孕晚期可能时间会越来越长，一般不会疼痛。孕中期以后，子宫迅速增大，子宫四周的韧带由原来的松弛状态变为紧张状态，尤其是位于子宫前侧的一对圆韧带被牵拉，由此也可引起牵引胀痛。

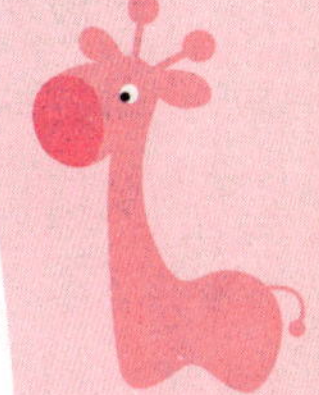

2.腹痛的对策

腹痛时，如果没有出现阴道出血或破水，胎动也正常，那么请以休息为主，孕妈咪不必紧张，这只是正常的子宫收缩。如果腹痛时孕妈咪正在上班，先放下手头的工作，坐下来休息休息就可以了。如果腹痛剧烈，而且伴有阴道出血、破水，有可能是流产、子宫外孕或者早产的征兆，必须迅速就医。

3.孕妈妈的具体问题

（1）腹痛跟睡姿有关系吗?

孕中期以后，随着腹部的不断隆起，有些孕妈妈睡觉的时候，常有腹部胀痛的感觉。这个时候如果我选择左侧卧，情况就会好一些。请问，腹痛跟睡姿有关吗?

睡姿是个人的习惯，腹痛其实与睡觉的姿势没有太大的关系。但是到孕晚期的时候，我们还是鼓励孕妈咪左侧卧位，这倒不是因为子宫收缩不收缩的关系，而是因为右侧卧容易压迫到神经，影响到胎儿，导致缺氧。

（2）怎么区分腹痛和胎动?

有些孕妇老是觉得胎动很多很频繁，动静也大，有时候还有隐痛感，如何区分腹痛和胎动?

如果在某一个时间段里（如5分钟）感觉胎动很厉害，就认为胎动太频繁，就会担心。其实只要真正学会数胎动的正确方法，就可以作出正确判断。可参见本书第17、18周的有关内容。一般的孕妇培训班也都会指导孕妈咪如何来数胎动。如果你感觉胎动超过了规定的数量，就要到医院去看看了。至于隐痛，如果持续时间短，不重复出现，应无大碍，否则就应找医生查明情况。

（3）持续30分钟的腹痛正常吗?

一位怀孕23周的孕妈妈，凌晨1点左右突然感觉腹胀，感觉是子宫被横向纵向拉伸。侧卧在床上，不敢动弹，只好做深呼吸，直到半小时后才停止胀痛。这到底是怎么回事?

正常的腹痛或者说是子宫不规则的收缩，频率上可能有所不同，但持续时间一般小于30秒。即使临产时分，阵痛的持续时间也不会超过1分钟。所以持续30分钟的子宫收缩是没有的。如果没有阴道出血、破水的情况，而持续腹痛30分钟的话，可能是有其他问题存在了，如胎盘早剥等，这种情况下应及早就医。

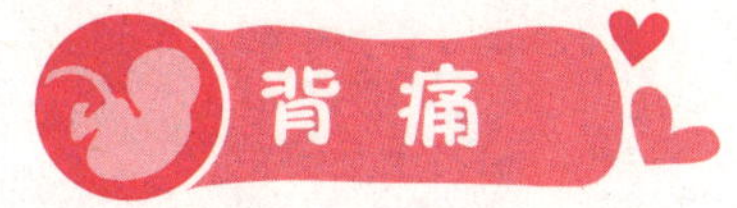

背痛

“我的背好痛！”是半数孕妇在怀孕后半程几乎会天天抱怨的症状。

怀孕期间，韧带组织因为要让宝宝比较容易通过骨盆，逐渐在放松，而松弛的韧带会造成肌肉负担过重，尤其是支撑脊柱的那些肌肉。另外，过度拉扯的腹部肌肉迫使孕妇依靠背部来支撑体重，从而增加了背部肌肉的工作负担。尤其在怀孕后期，一些工作过度的肌肉和背部韧带会因此产生疼痛。

1.背痛预防

①穿柔软合适的低跟或坡跟鞋，不要穿高跟鞋，防止下肢水肿。

②避免在坚硬的路面慢跑。

③不要扭转脊椎。

④避免长时间的站立或坐着，不要过多走路，下腹部使用腹带。

⑤晚上睡的床垫应硬度适中。采用侧睡，每次醒过来就更换姿势。

⑥以正确的方式搬重物，即在搬重物时，要像一个刚学步的孩子，用大腿使劲。不要把腰背部当成了起重机。

⑦注意休息和睡眠，饮食方面多吃些猪腰、芝麻、核桃等补肾利腰的食品。

2.背痛治疗

①在疼痛的地方冷敷或热敷。

②淋浴时，用热水淋冲疼痛的地方。

③请丈夫按摩背部：沿着她的脊柱两侧，利用拇指按压的方式，由上往下按摩。接下来，继续往她的下背部两侧，沿着她的骨盆上缘按摩。最后按摩肩膀，揉捏她的颈部和肩膀肌肉，然后往下按摩她的脊柱，以及横向按摩她的下背部。

假如疼痛向下延伸到腿部，甚至到脚上，就应该去看骨科医生，进一步地检查和治疗。

腰痛

怀孕末期，孕妇的腰痛通常局限在下腰部，每天只痛一会儿，或每周只痛一次。有人则稍重一些，当站、坐、弯腰、提重物时，便感到腰痛。走路、打喷嚏、用力解大小便时，疼痛更加厉害，或引起臀部和大腿酸痛，以致不能走远路、做家务，极少数还需要住院治疗。

孕妇腰痛基本上是一种生理性反应，不必过于忧虑。怀孕前应注意经常锻炼，增强体质。要注意劳逸结合，特别是不要增加腰部负担。平卧睡觉的时候，可在膝关节后方垫以枕头或软垫，使髋关节、膝关节屈曲起来，帮助减少腰腿后伸，使腰背肌肉、韧带、筋膜得到更充分的休息。孕妇不要穿高跟鞋，防止因此加重挺腰的姿势，又影响足部的血液供应。

孕妇腰痛绝大部分不需要治疗，如症状严重，除了休息外，可以对症治疗。但要注意，不少治疗腰痛的中药常含有活血化瘀的成分，孕妇不宜服用，也不宜贴膏药，以免影响胎儿发育，甚至流产。分娩以后，这些症状就会消失。

个别孕妇腰痛是患了腰椎间盘突出症，宜采用卧硬板床休息、牵引等方法治疗。

第32周 守候宝宝

胎宝宝状况 胎宝贝身长约40厘米，体重1700克左右。皮肤淡红并日益光滑起来，但皮肤皱褶仍然很多，看起来像个小老头。胎动次数减少、动作也减弱，再也不会像原来那样在你的肚子里翻筋斗了，但只要你还能感觉得到小家伙在蠕动，就说明一切正常。

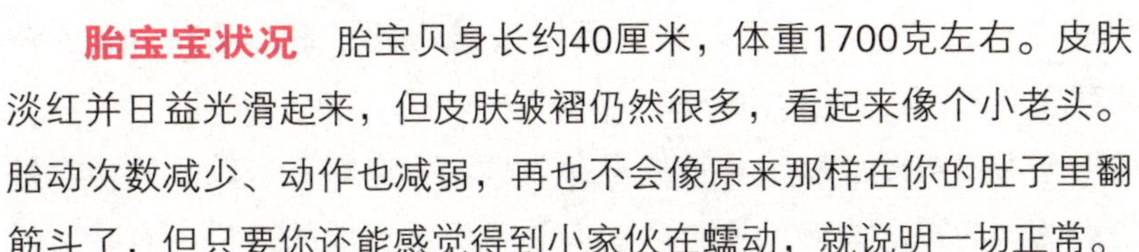

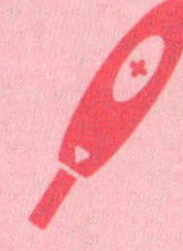

孕妈妈状况 这段时期，孕妈咪一定要注意饮食安排，体重的增加每周不应超过500克。少吃过咸的食物，每天饮食中的盐应严格控制，不宜大量饮水；适当限制食糖、甜食、油炸食品及肥肉的摄入，油脂要适量；选体积小、营养价值高的食物，如动物类食品，避免吃体积大、营养价值低的食物，如土豆、红薯，这样还可减轻胃部的胀满感。

一些生活中的小细节也要注意，比如每天早晨起床后，先喝一杯凉开水再吃早餐，有助于预防便秘；每天晚上入睡前先做5分钟的乳房按摩，疏通乳腺管为哺乳做准备；枕头不宜太高，否则易使颈胸处弯曲过大，不仅不利于呼吸，还会压迫胎宝贝。

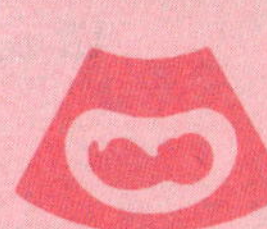

孕妈咪现在时常会感到疲劳，因此不要再独自一个人出远门，要服从自己身体的感觉，多休息，适当活动，比如饭后和丈夫一起在花园里散散步，或者做一做孕妇体操，缓解一下腰背的疼痛。

第32周，别忘了到医院做例行产检。

孕晚期衣着

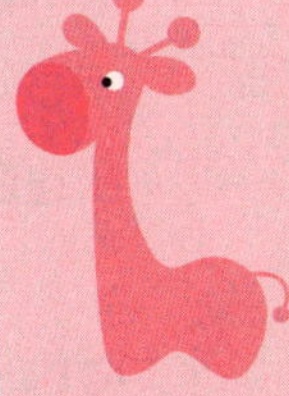

最后这近十周里，为了保持正常的日常起居，为自己选择适合妊娠后期特殊需要的着装，会显得很重要。

鞋：孕晚期足、踝、小腿等处的韧带松弛，应当选购鞋跟较低、穿着舒服的便鞋。身体越来越笨重后，要穿平跟鞋以保持身体平衡。从现在起，足、踝等部位会出现水肿，可以穿大一点的鞋子，鞋底要能防滑。

内衣：应当选择大小合适的纯棉质的支撑式的乳罩。妊娠期乳房变化很大，婴儿出生或断奶后，乳房还容易下垂。需要能起支托作用的乳罩，背带要宽一点儿，乳罩窝要深一些。先买两副即可，然后可以根据乳房的变化情况再买合适的，同时可以备有几个夜用乳罩。

内裤：不宜再选用三角形、有松紧带的紧身内裤。宜选择上口较低的迷你型内裤或者上口较高的大内裤。内裤前面一般要有弹性纤维制成的饰料，有一定的伸缩性，以满足不断变大的腹部需要。

弹力袜：弹力袜能协助消除疲劳、腿痒等症状，防止脚踝肿胀和静脉曲张，尤其对于孕期需要坚持上班者，效果更明显。

上衣：上衣要保证宽度和长度，宽松下垂的T恤、圆领长袖运动衫或者无袖套领T恤衫，这类上衣看上去好看，穿着舒适，分娩后仍然能穿。

背带装：选用质地、造型、款式适合的背带装，或裙或裤，从视觉效果上修饰日渐臃肿的体形。

裤子：运动装裤子既舒服又无拘束，只需要把裤腰处松紧带拆掉改为背带，做成宽大的背带裤，就能适应妊娠晚期变大的腰围。

节制性生活

进入怀孕8个月，是妊娠后期的开始。此阶段胎儿生长迅速，子宫增大很明显，对任何外来刺激都非常敏感。孕晚期，夫妻间应尽可能停止性生活，以免发生意外。

若一定要有性生活，必须节制，并注意体位，还要控制性生活的频率及时间，动作不宜粗暴。这个时期最好采用丈夫从背后抱住孕妇的后侧位。这样不会压迫腹部，也可使孕妇的运动量减少。

有自然流产和习惯性流产的孕妇，整个妊娠期间都避免性交，千万不要为一时的冲动造成永久的悔恨。

做好胎心监护

胎心监护是监测胎儿宫内状况的重要无创手段。

胎心监护可以连续记录胎心率的动态变化，包括胎心连续描记、子宫收缩描记、胎动记录，故能反映三者间的关系。

做胎心监护前应正常进食，饥饿、疲劳、精神过度紧张等，会影响结果的可靠性。

监护时孕妇取头高15° 仰卧位或左侧卧位。

结合临床，从妊娠32周开始即可进行监护，正常妊娠一般从36周开始，每周1次胎心监护，每次20分钟。

第9章

怀孕第九个月

第33～36周专家提醒

(1) 不要单独外出。若必须外出，则务必交代行踪及联络事宜。

(2) 备妥住院生产所需物品，最好是装放在一方便取用的背包内，以便随时紧急使用（背包内用物建议携带洗脸毛巾一条、洗澡毛巾一条、牙刷、牙膏、洗脸清洁剂、肥皂、保养品、换洗内衣裤3~5套、轻便休闲服2~3套、饮水杯、卫生纸、产垫、筷子、汤匙等）。

(3) 备妥住院生产所需重要证件，如保健卡、夫妻二人的身份证、母子健康手册、医院挂号证等。

(4) 若发生异常出血或胎膜早破，宜马上前往医院，切莫拖延。

(5) 饮食宜多吃蔬菜、水果、低盐及高蛋白食物。

(6) 每天至少散步20~30分钟。

(7) 可利用小耳环来搭配修饰脸型。

(8) 每周使用深层洗发精清洁并保持发型。

(9) 选择透气性好的内衣及外衣。

第33周 宝宝有2000克了

胎宝宝状况 胎宝贝身长约41厘米，体重1900克左右。呼吸系统、消化系统发育已近成熟。对于初产妇，这时候胎宝贝的头部已经降入你的骨盆，紧紧地压在子宫颈上；而对于经产妇，胎宝贝入盆的时间会较晚些。随着胎儿皮下脂肪的快速积累，他（她）的皮肤已经开始变得富有光泽，不再像个皱巴巴的小老头了。

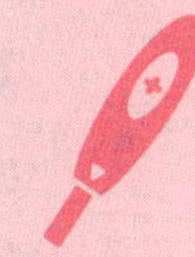

孕妈妈状况 子宫继续在往上、往大长，宫底位于脐部与剑突之间，在孕32～34周期间循环血量增加明显。腹部继续向前膨胀，越来越笨重的身体会给孕妈咪带来很多不适，比如稍多走点路就会感到腰疼、足跟疼；你的行动更加笨拙，这时一不留意便会引起腰外伤，造成腰椎间盘突出。已升到上腹的子宫顶压横膈和胃，使你不要吃得过饱。不少孕妈咪身体的一些部位会出现水肿，须注意。

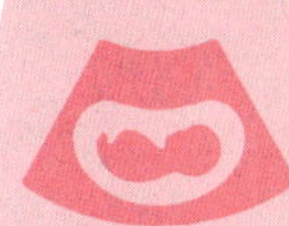

清晨起床后，如果头一天肿起来的脸、手、脚、腿等部位还是没消肿或减轻，要及时向医生反映，同时要特别注意水的摄入量。

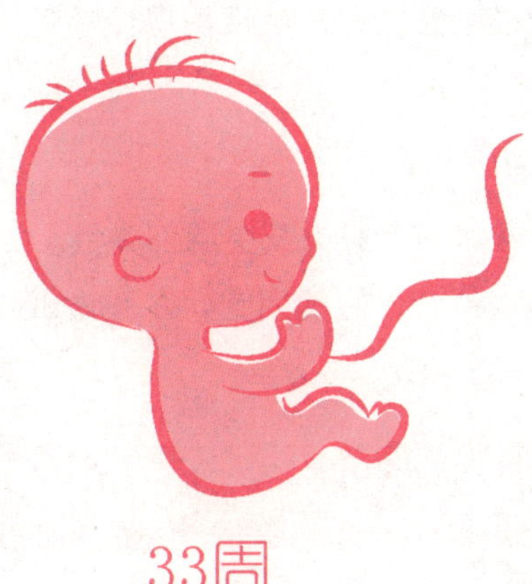

33周

沉重的腹部会让孕妈咪不愿意走动，并且感到疲惫。这是正常现象。但是为了在分娩的时候更加轻松些，你至少要坚持每天的散步活动。

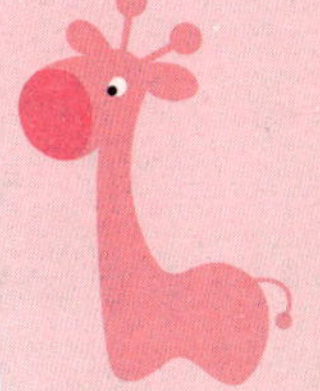

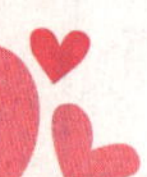

产前运动操——腰、腿部运动

常用的产前运动操，包括腰部运动、腿部运动、腹式呼吸和闭气，等等，其主要目的在于锻炼孕妈妈身体各部分肌肉能力，减少临产阵痛期的疼痛；减少生产时情绪及全身肌肉的紧张；增加产道肌肉的强韧性，以便生产更加顺利；帮助缩短产程。运动施行时间太早没意义，一般在怀孕第8个月时可以开始。

贴心提醒

做运动前，先排尿，排空膀胱；最好选择硬板床或坐在地面上做，坐姿亦可；要穿着宽松的衣服，并且解开带扣；产前运动的具体时间，最好在就寝前和早餐前做；方法要正确，注意安全，不可蛮干；次数由少渐多，不宜过度劳累。

1.腰部运动

目的：生产时增强腹压及会阴部的弹性，使胎儿顺利娩出。

动作：手扶椅背慢慢吸气，同时手臂用力，脚尖立起，使身体同时向上，腰部挺直，使下腹部紧靠椅背，然后再慢慢呼气，手臂放松，脚还原，早晚各做5～6次。

2.腿部运动

目的：增强骨盆附近肌肉及会阴部弹性。

动作：以手扶椅背，右腿固定，左腿做360°转动划圈，做毕还原，换一条腿继续做，早晚各做5～6次。

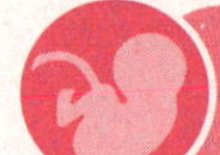

产前运动操——呼吸运动

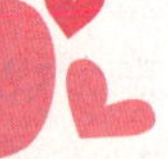

做好呼吸运动训练，是为了提前了解、掌握和配合产程要素，进行顺利分娩训练的必须内容，也能起到孕晚期自我锻炼和保健的作用，做得越早、练得越熟，分娩时的效果越好。

1.腹式呼吸运动

目的：在临产阵痛期，可以松弛腹部肌肉，减轻痛苦。

动作：平卧，腿稍屈，闭口，用鼻子深呼吸，使腹部突起，肺部不动，吸气时越慢越好，然后慢慢呼出，使腹部渐渐平低，每天早晚各做10～15次。

2.闭气运动

目的：配合临产时子宫口开全后用力，这项运动可以加强腹压，有助于胎儿较快娩出。

动作：平躺后，深吸两大口气，立即闭嘴，努力把横膈膜向下压，如憋排大便状，但要注意，练习时只可感受并掌握用力方法，不要真的用力，每日早晚各做5～6次。

3.胸式浅呼吸运动

目的：临产时胎头娩出，做这项运动能避免胎儿快速冲出，而损伤婴儿或导致自身会阴部严重裂伤。

动作：平躺下把双腿伸直，张口做浅速呼吸，每秒钟呼气1次，每呼气10次必须休息一下，再继续做，早晚各做3～4次。

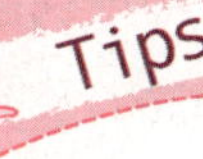

Tips

孕晚期运动注意

妊娠后期做运动时，要注意下面事项：

运动前做热身，运动后做放松练习；运动前后都要适当喝水，防止脱水。

做所有的运动都要舒缓而有节奏；运动时要连续呼吸，不要屏气；要避免猛力转身和用力过猛；避免坐姿抬双腿运动，因为会增加腹背肌的张力。

如果出现疼痛、恶心、眩晕症状，则是身体发出了停止或减轻运动强度的信号。

另外，尽可能和朋友或家人一起做运动，以保障安全。

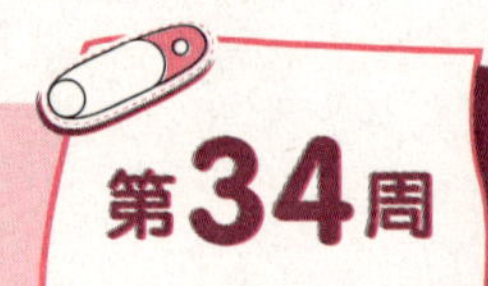

第34周 让他做点具体事

胎宝宝状况 胎宝贝身长约42厘米或更长，体重在2100克左右。小家伙的头部进入骨盆，但这时胎儿姿势尚未完全固定，还有可能发生变化，需要密切关注。原本长满全身的胎毛会逐渐消退。

孕妈妈状况 这段时期，孕妈咪小腿、脚背及外阴等部位可能会出现静脉曲张，使孕妈咪感到发胀、酸痛、麻木和乏力。孕妈咪可能会发现脚、脸、手肿得更厉害了，即使如此这时也不要限制水分的摄入量，因为母体和胎儿都需要大量的水分。由于胎头已经入盆，接下来可能会有尿频、便秘、宫颈口胀等情况出现，这都是正常的。

针对静脉曲张和水肿的问题，要注意休息和饮食，可参阅25周和26周的有关内容。

这段时间，记得要多吃玉米、蔬菜水果等富含粗纤维的食物。这有助于通肠排便。食品多样化、量适当、质量高、易消化、低盐、低脂；注意晒太阳，可促进合成维生素，有利于钙的吸收。

此外，禁止骑自行车，一个人不要走太远的路，出行时最好有人陪同。要节制房事。

第34周，别忘了到医院做例行产检。这几周内会做一次B超，判断胎儿的大小及羊水量等情况。

准爸爸临产前怎么做

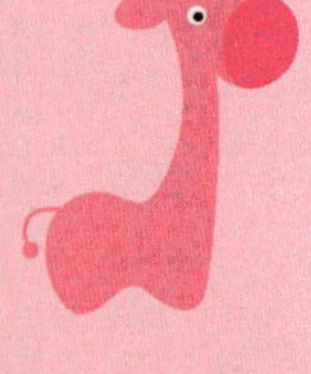

越接近生产，孕妈妈越容易因不知何时会发作感到焦虑。准爸爸应该了解这种不安，并做好下列几点：

❶**早一点回家**。待产的太太最不安的就是天色晚了独自在家等你。

❷ **随时保持联络**。常给太太打电话，随时让她知道你在哪里，让她安心。还要记下预定生产的医院、娘家和邻居的电话号码，有情况方便联络。

❸ **调整单位的工作**。单位的工作要提前安排好，以利于有突发事件时，同事能顶替你工作，自己能立刻离开。

❹ **减少应酬多陪太太**。节假日多陪在太太身旁。理清拒绝应酬的理由，争取对方理解。如果太太想自己选购物品，尽量陪同，帮太太开车、提东西。

❺ **宽容太太的任性**。当产期越来越接近，女人都会焦虑不安，或许会变得有点任性，这时要宽容。相信不久后，太太就会抱着宝宝展露美好笑容。

❻ **尽量接管家务**。尽量接管并做好家务。

准爸爸陪产的利与弊

陪产就是指陪着产妇完成整个分娩过程，包括待产。

分娩过程，对产妇来说是漫长而痛苦的，有亲人陪伴左右多少能获得一些安慰和支持。社会在进步，为了满足产妇和其家人的要求，不少医院已提供陪产服务。下面先讲讲准爸爸陪产的利与弊。

1.有利之处

❶ **有助于产妇顺利分娩**：心理状态和情绪会影响整个产程。整个分娩过程的时间平均在10～12小时，过度紧张可能延长产程的时间。畏惧会加重宫缩的疼痛感，不良情绪随时都可能阻碍产程的推进。女人再坚强，面对自然分娩也会感到恐惧和不安。男人的守候，是一枚极大的定心丸，安全感顿时提升了不少。丈夫陪产的确可以不同程度地缓解妻子的不良情绪，让分娩的过程进行得更加顺畅。

除了心理方面，丈夫还可以做一些利于分娩的实事。如按摩、递水、聊天或者帮她复习分娩注意事项等。

❷ **可以增进夫妻的感情**：虽然宝宝的整个孕育过程是由女人来完成的，但是作为男人和即将做爸爸的人，绝不可以简单地将自己置身事外。分娩的过程中，丈夫会真正见到妻子最脆弱的一面，并切身感受到对方的痛苦和付出，相信体会和感悟到的东西比平常要多得多；而妻子方面，在这样的时刻接受到来自丈夫的

真情和鼓励，心情自然也是不一样的。对感情来说绝对是一次质的升华。

❸**增强丈夫的责任意识**：孩子的第一声啼哭标志着男人在身份上的升级，从丈夫到爸爸，不仅仅是称呼上的改变，还意味着要担起更多的责任。目睹了妻子的艰辛、经历了宝宝的出生，男人对家庭的概念一定会有更深层次的认识，责任感会变得更强。

❹**方便记录珍贵时刻**：新生命诞生的时刻异常珍贵，准爸爸在产房中可以及时记录下孩子降临的一瞬间，还可以录上自己的感受和祝福。对刚刚经历了一场鏖战的妻子和初到人世的宝宝来说，都是一份很有意义的礼物。

2.弊端之处

❶**意志不坚定可能会随时崩溃**：自然分娩的过程可能出现很多未知的情况，产妇也许会有激烈的尖叫、大小便失禁、出血不止等症状。虽然在进产房前大多数准爸爸会做些心理准备，但是很少有人能在里面还保持绝对淡定的，意志不够坚定的男性朋友可能就当场崩溃了，不仅不能帮助妻子缓解不良情绪，反而使自己的状态变得糟糕。

❷**部分产妇在丈夫陪伴下会变得娇弱**：有的产妇独自面对医生和护士时，会表现得比较配合。而丈夫的出现却可能使她们爆发出最脆弱的情感，之前的坚强被娇柔取代，生产的过程反而变得不那么顺畅。不过，这种情况的出现是无法预料的，也就是说，想要做到有针对性的避免比较有难度。

❸**产后夫妻间情趣也许会受到影响**：对于不少男性来说，分娩这样惊心动魄的过程可能将终生难忘，甚至在之后不断地回忆起婴儿被排出产道的场景。这种直白的回忆大大降低了妻子的吸引力，一种异样的感觉顽固地阻碍二人之间的情趣，必然会影响到夫妻感情。

❹**准备不足会给医生忙中添乱**：陪产之前，准爸爸需要做足一系列的准备工作。意识比较差的准爸爸匆匆忙忙地进产房，很可能会给医生添乱。最要命的是，不少男性对无菌操作缺乏充分的认识，可能致使妻子在分娩过程中受到感染，造成无法预知的后果。

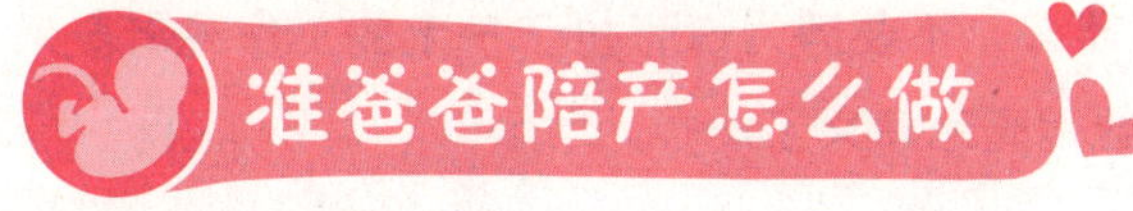

1.陪产前的准备

❶**参加陪产培训，掌握陪产的能力**：生孩子虽然不是手术，但却比有的手术还要艰难。准爸爸们提前学习陪产方面的知识和技能，就算做得不好，也不至于到时候给医生添乱。

❷**做好知识准备和心理准备**：与医生及护士进行沟通，了解自然分娩的知识和具体过程。预想好可能遇上的各种状况，打消心理恐惧。准爸爸只有心理素质过硬，才能在产妇分娩时发挥真正的作用，完成好陪产的使命。

❸**准备好要用的东西**：细心的妻子可能已准备好了待产包，但你自己要用的东西，如必要的衣服、鞋子、喜爱的食物等，快临盆的妻子如果没有提前帮你料理好，这时要学会自己解决。

❹**确认自己的状况和能力**：准爸爸们要想清楚自己适不适合进产房。如果确有不适，千万不要勉强自己。就算是在产房之外，那份担心也是绝对超载的。进

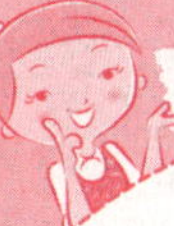

Tips

哪些准爸爸不宜进产房

对准爸爸来说，进产房陪产绝对是个巨大考验。生产过程中场面震撼，情况变幻莫测，有时甚至事关两个亲人的性命。假如陪产的人心理上扛不住，出了状况，对于医生和护士来说绝对是个大麻烦。所以，请先确定自己是否属于以下两种情况：

1.心理素质差。

2.有晕血症、严重的心脏病及高血压等疾病。

只要属于情况之一，建议准爸爸好好考虑，不要勉强自己。

产房就要知道自己能做什么、该做什么，不要因为慌张抢了护士的工作或者傻呆呆地站着啥也不做，这样你陪产就显得毫无意义了。

2.陪产时做什么

①**站对位置说好话**：一般来说准爸爸站在妻子的左侧比较好，这样既不会妨碍医生和护士的工作，又能看清楚生产的情况。产妇在手术台上常常精疲力竭，如果医生问到一些关键性的问题，由丈夫代为回答比较好。

语言鼓励是产程中最为行之有效的安抚工作，要经常说一些积极性的话语来鼓励妻子，告诉她分娩的进程，并指导她用力。比如“还差一点就出来了！”“我已经看到宝宝的头了！”“对，加油！加油！”等等。

②**坚持给妻子按摩**：即使是很小范围的按摩，也能从心理上减轻孕妇的疼痛感，安抚其情绪。

③**随时给妻子补充水分**：分娩过程中体力消耗非常大，水分流失会比较严重，在生产间隙，可以为妻子递水，或用棉签蘸水涂在妻子的嘴唇上。

④**不断提醒产妇正确地呼吸**：有的产妇在产前学习时还能记住怎么呼吸，上阵之后因为紧张或疼痛就把学的东西全忘了。此时，准爸爸就要时刻提醒手术台上的妻子注意呼吸，最好示范正确的呼吸方式让妻子模仿，并提醒她切勿用力过猛。

⑤**理解产妇的情绪异常**：生孩子的时候，妻子可能前一秒还招呼你给她按摩按摩，后一秒就凶巴巴地拒绝你。不要在意妻子的情绪波动，也不要在意她的拒绝，只要是你认为对大人和小孩好的你就可以去做。分娩过程中，女人承受着无法想象的磨难，情绪异常或者暴躁都是很正常的，男人千万不要计较。

第35周 该准备分娩用品了

胎宝宝状况 胎宝贝身长大约44厘米，体重约2300克。小宝贝的两个肾脏已经发育完全，肝脏也具备了代谢功能。头部下降到骨盆里，因为那里空间较小，小宝贝显得老实多了。肺部发育已基本完成，如果这时小家伙“提前报到”，存活的可能性为99%。

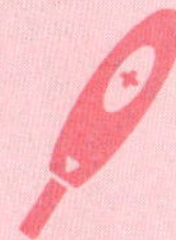

孕妈妈状况 这周以后，子宫壁和腹壁变得很薄。当胎宝贝在你肚子里有活动时，你可能会看到小家伙的手、脚或是肘部关节在腹部凸显的样子。

日常生活中要注意预防和积极治疗便秘，少吃辛辣食物、多吃含纤维素的蔬菜、水果和粗粮，少量多次喝水，保持排便通畅，减轻直肠静脉丛的瘀血；最好养成早上定时排便的习惯；不要忍便，便干结难以排出可喝些蜂蜜等；不能乱用泻药，以防引发流产。形成痔疮时要多卧床休息，不要久坐久站，适当出去散散步，做些力所能及的运动。经常做提肛运动，可改善盆腔血液循环，增加痔静脉丛血液的回流，从而减轻瘀血使痔疮自愈。

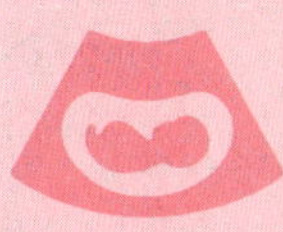

如果你对日益临近的分娩感到忐忑不安，甚至有些紧张的话，你应该努力使自己平静下来，注意休息，养精蓄锐。轻松的日子已经不多了，再享受一下二人世界的安静和温馨吧，听听音乐，和丈夫聊聊天，讨论你们即将面临的育儿重任，分析和安排可能遇到的问题等等。

准备宝宝用品

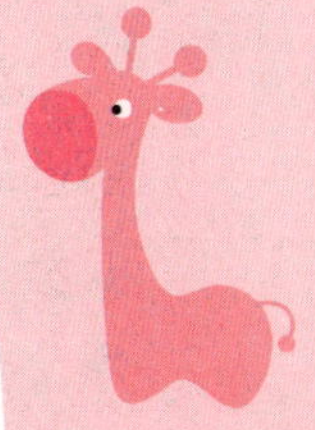

新生儿降临之前，父母要将孩子的衣、食、住、行用具准备就绪，以迎接宝宝的到来。

1.卫生用具

尿布：要求吸水性强，质料柔软。

棉垫：棉垫可用布和棉花制作。用浴巾折叠也可以。

小方毛巾：喂奶喂水时做围嘴使用，准备5～6块。

清洗用具：洗脸、洗屁股、洗澡盆各1个，所用毛巾各1块，浴布1条。此外，还要准备婴儿香皂、面霜、小儿爽身粉一盒。

酒精、眼药水：75%的酒精100毫升，0.25%的氯霉素眼药水4～5支。棉花棒若干，体温计1支。

2.喂养用品

奶瓶：如果是母乳喂养，准备1～2个奶瓶，用以喝水、喝果汁。如果是人工喂养，需要准备5～6个奶瓶。喂水和喂奶的奶瓶最好分开使用。奶瓶以200毫升的耐热玻璃奶瓶为宜。

奶嘴：准备和奶瓶配套的奶嘴3～4个。根据婴儿月龄不同，决定奶嘴开孔的大小。奶嘴扎孔时要先用酒精擦洗缝衣被的针，然后在奶嘴上扎1～2个孔。孔洞不可过大，以防呛奶。可将奶瓶倾斜45° 以检查孔口的大小是否合适。倾斜时，内容物一滴接一滴地流出为合适。大一点的婴儿的奶嘴口可稍大一点，小一点婴儿的奶嘴口可稍小一点。

奶瓶、奶嘴使用前均要消毒，即把洗净的奶瓶、奶嘴放入锅内煮，奶瓶煮沸10分钟，奶嘴煮沸3分钟。然后把煮锅水倒去，奶瓶、奶嘴留在锅内盖好待用。

其他：小食匙、奶瓶刷、保温桶、大口玻璃瓶、电热杯和奶锅。奶瓶刷弹性要好，一定要专用。保温桶用于盛热奶供晚上孩子喝。大口玻璃瓶用于存放消毒后的奶嘴，可用罐头瓶，但要有瓶盖。电热杯为夜间热奶用。奶锅要带把的。

3.衣服

衣服以冬天保暖、夏天散热、穿着舒适、不影响生理功能（皮肤出汗、手脚的运动等）为原则。最好用纯棉布、薄棉布、薄绒布自制，也可以选用其他新生儿穿过的衣服。衣服要质地柔软、装饰物少、色彩浅淡、洗涤方便。衣服要洁净，存放时不要放樟脑丸。

衣服的胸围和袖口要宽松，以便穿脱。不要用扣子，而可以系带子。

新生儿不宜穿毛衣，天冷时可穿无领棉袄。夏装可为睡裙式单衣，高温天气可用布胸肚兜。还要有婴儿帽，以备外出时用。

4.寝具

被褥：新生儿应有专用棉被，不可与成人共用。

枕头：新生儿不一定要用枕头，吐奶和打嗝会不断弄湿枕头，可用折叠的毛巾代替枕头。

床：婴儿不宜与父母同床，须用婴儿床。婴儿床的床板木条间距不得大于1厘米，栏杆高度不低于66厘米，栏杆间距不可过大，也不可过小。

婴儿床可以紧挨着墙或放在离墙50厘米左右的地方。床下地上可铺上毯子等软垫，以防孩子跌落时碰伤头部和身体。

不要把布绒玩具、充气玩具放在婴儿床里。

5.居室

成人一直居住的房屋可以供婴儿居住，婴儿不需单独住室。住室要整洁、向阳、空气清新，经常通风和换气，但要防止过堂风。

不要让婴儿睡在客厅里，以防传染病的侵袭。

居室的门和窗宜加上纱门和纱窗，以避免蚊蝇侵扰。窗户还应加窗帘，以避免阳光的直射。

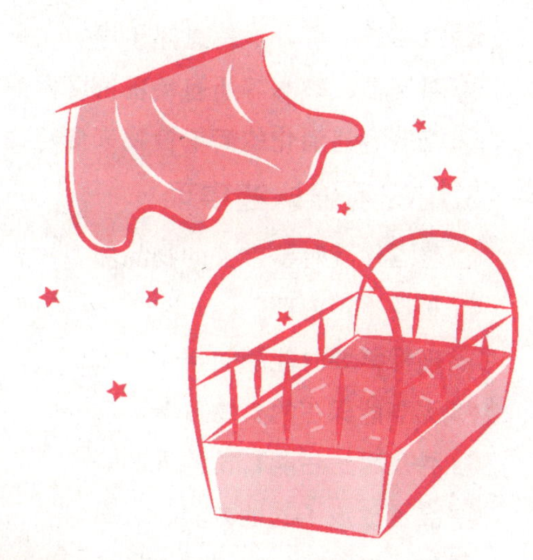

检查产前准备工作

在产前的最后几周，要把自己在分娩期间需要完成的事情交代给丈夫或其他亲人，同时要做好准备分娩的工作。

1.可以唤起你记忆的检查表

❶把未完成的工作做个交接。

2 到医院预先登记。

3 参观分娩地点（产房）。

4 准备好宝宝的全套衣物。

5 购买舒适衣物的最后机会：睡衣和哺乳胸罩。

6 拟订生产计划。

7 询问医生什么时候该到医院。

8 购买汽车婴儿安全座椅（对有车的夫妻）。

2.去医院之前应检查的事项

1 不知什么时候会有阵痛时，最好做一个紧急时候能联系的人的一览表。

2 事先确认去医院的略图和所需时间。

3 先跟认识的人打招呼什么时候用车（对无车的夫妻）。

4 经常洗头等，保持身体干净。

5 对出血、破水等所有情况都要做好准备。

6 吃些容易消化的简单食物来储存体力。

3.住院前确认的事项

1 整理住院时要带去的物品。

2 整理冰箱内部。

3 确保需要时能随时帮忙的人。

4 买些能保存的食物放着。

5 寻找出院后能帮忙的人。

6 准备放孩子的地方。

7 确认去医院的方法。

8 准备婴儿用品（生产用品）。

9 整理家里人的衣服和日常用品，放在容易寻找的地方。

4.住院需要的物品

1 医疗卡、身份证、现金，一些医院可用银联卡，提前问清楚。

2 换洗内衣、洗漱用品。

3 录音机和最喜欢的音乐。

4. 爱读的枕边书。
5. 最喜欢的易消化零食（例如蜂蜜、干果、新鲜水果、燕麦片）。
6. 卫生纸、卫生巾等。
7. 简单的餐具、水果刀等。
8. 梳子或其他梳理头发用品。

5.留给丈夫的信息

1. 把应该告诉丈夫的东西简单地记下来。
2. 告诉丈夫放衣服、内衣、日常用品的地方。
3. 告诉贵重品（存折、现金、印鉴）的保管场所。

6.宝宝住院用品

临近足月，要向选择好的分娩医院咨询清楚，因为各医院为宝宝准备的物品不相同。

7.其他

手机、照相机或摄像机、入院登记单、保险单、最喜欢的书籍或杂志、通讯录等。

第36周 多了解分娩知识

胎宝宝状况 胎宝贝身长约45厘米，体重约2500克。心、肝、肺、胃、肾等器官已经发育成熟。全身呈现淡红色的皮肤，也没有了皱褶，体型圆圆胖胖的。手和脚的肌肉也很发达，头部进入妈妈的骨盆中，身体位置又稍稍下移。

孕妈妈状况 因为胎宝贝头部进入骨盆、子宫底部下垂，本周孕妈咪胃和胸部的压抑感慢慢会消失，前段时期的呼吸困难和胃部不适等症状开始缓解。受到压迫的膀胱使尿频的现象继续，白带会增多。你的子宫颈和阴道变得柔软，肚子有鼓胀感。有的孕妈咪会感到下腹部坠胀，甚至会有宝宝要出来的感觉。别担心，这些感觉是由小宝贝位置逐渐下降引起的。

随着体重的增加，你的行动越来越不方便，应保证足够的睡眠和休息，为分娩贮存体力和精力。因为随时可能分娩，不要独自出门太远；住院分娩要事先预约好，去医院的各种必需品要及时准备。坚持测胎心、胎动。不要因为胃口好转就酣吃酣睡，体重超重对分娩很不利，每周体重的增加要控制在500克以下。注意观察早产征象，如腹部发硬，并伴随着腹部阵痛、阴道出血，要及时告诉医生。做家务时也一定要注意动作轻缓，不要过猛，尽量不要做弯腰和下蹲动作，更不能做有危险的攀高动作。

这时你应该了解有关临产征兆的知识，了解什么是宫缩、见红、破水，该如何处理等，因为现在你随时有可能临产。

从这周开始，孕妈咪每周都要做一次产前检查。别忘了按时到医院做例行产检啊。

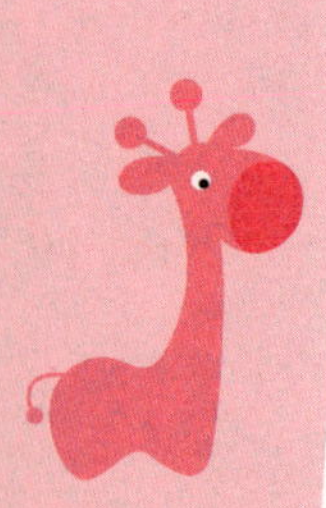

放松和呼吸

分娩时的放松和呼吸十分重要，正确掌握对顺利分娩非常有帮助。

1.分娩时学着放松肌肉

学会放松，可以使你有个毕生难忘的、愉快的分娩经历，否则这次分娩，可能就是你想尽快忘记却难忘记的一个可怕的噩梦。

除了子宫肌肉收缩外，放松全身其他肌肉有助于缓解不舒服的感觉，并且加速产程的进行。在子宫收缩过程中，身体任何部位的紧张，尤其是面部和颈部的紧张，都会扩散到原本应该放松的骨盆肌肉。紧张的肌肉比松弛的肌肉更会造成疼痛，而且也更容易疲劳。因此，人们说：“愉快的精神让身体健康，给灵魂力量。”

两次子宫收缩之间要放松，子宫收缩期间要放开。整个分娩期间，要牢记这个要诀。训练自己想一些可以放松肌肉，又可以让自己放掉身体戒备，让它自然运行的任何事情。一感觉到收缩开始，千万不要紧绷肌肉且全神贯注地准备迎战接下来的阵痛。相反地，要深呼吸、放松，然后放开自己。不断练习这两种“放”的运动，慢慢你就知道要告诉自己：“要收缩了，放开身体。”而不是：“喔，讨厌，又要开始痛了。”

(1)和你的丈夫一起练习放松身体

首先布置个舒服的场地，找一堆枕头来，然后告诉你先生，你希望枕头怎么摆。你可以用不同的姿势来练习下面的运动：站着、靠着你丈夫、靠着墙或是靠着家具等，或是坐着、侧躺，甚至四肢着地也可以。

练习一：检查身体的肌肉紧张程度——额头皱起、拳头紧握、嘴巴紧闭等都是显而易见的。接着有序地从头到脚练习放开每一组肌肉。先紧绷，然后放松，这样你可以了解这两种不同的肌肉状态。等你的丈夫示意宫缩开始，心里就想：放松、放开，然后去感受每一组紧绷肌肉渐渐松弛下来的情形。

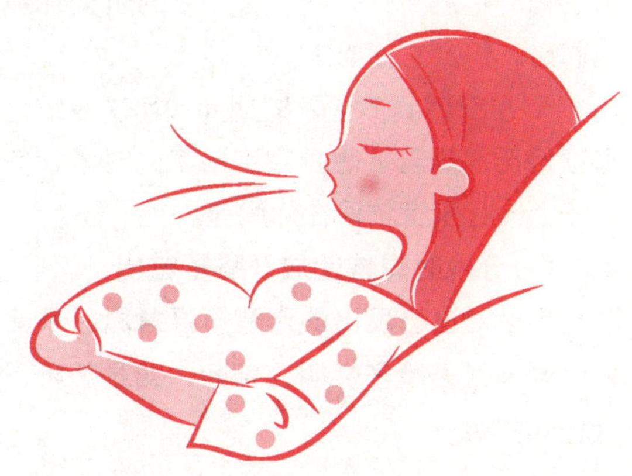

练习二：怀孕的最后几个月要经常练习“触摸一放松”的运动。先找出哪些触摸、什么样的按摩最能让你放松，以练习一的方式，从头到脚循序渐进地做。先绷紧一组肌肉，然后让你的丈夫在该处施以温暖轻松的触摸，好让你试着把这组肌肉放松下来。这样你就不用一直听着你丈夫提醒你“放松”的指令了。

只要你丈夫能在正确的地方予以适当的抚触，你就会放松该处的肌肉。你还可以这样练习：“我这里痛，你压（摸、碰）一下这里。”

(2)展开想象

如果你能让心境澄明，又能想象各种安抚情绪的画面，就可以顺利地放松分娩中的身体——至少在两次收缩之间。

❶现在就想好哪些事情、哪些画面最能让你放松，然后经常练习想象这些画面，特别是在怀孕的最后一个月更要如此。这样在分娩时，你就储存了丰富的“短片”，在两次宫缩之间，你就可以随时拿出来播放。很多产妇表示很有帮助的想象有：滚动的波浪、瀑布、蜿蜒的溪流、和丈夫在海滩上漫步的情景等。你也可以把一些最愉快的记忆在心里储存起来，比如你和丈夫认识的情景、过去约会对象中你最喜欢的人、做爱、一次难忘的假期等。

❷想象分娩中的各种情境。收缩开始的时候，想象你的子宫轻轻地拥抱小宝宝，宝宝可爱的小头也同时显露出来。在宝宝经过子宫开口的阶段，想象你的子宫颈每一次收缩就越来越薄，开口也越来越大。有些妈妈也成功地在娩出阶段运用这样的心理想象，她们假想阴道像一朵花一样地开放。

❸把痛苦的画面转为愉快的想象，试试所谓“包裹疼痛”的策略。把疼痛当成一团黏土一样抓起来，然后揉成一个小球，包装起来，放进氢气球里，然后想象它离开你的身体，飞上天空。对付使你沮丧的思绪也可以用这个方法：把它们包起来，想象它们飘走。

❹在剧烈的子宫收缩期间和两次收缩之间，想象你将获得的喜悦，而不是要必须经历的痛苦。想象宝宝出来的时候，你伸出手，协助医护人员把宝宝放到你肚子上，让宝宝依偎在你胸前。

(3)分娩时想喊就放开嗓子喊出

不必对自己发出的声音不好意思，只要能有利于放松就好。很多产妇在难熬的时候，放开嗓子喊叫、呻吟，或是怒吼，这些都可以给她们力量，让她们觉得放松和舒服。

2.分娩时的正确呼吸方法

缓慢的深呼吸有松弛的效果，而且能为血液提供大量的氧气；快而短促的呼吸则效果相反。如果你发现自己在子宫收缩的时候呼吸得很快，这可能表示你正处于惊慌的状态。把呼吸速度放慢，你自然而然就会冷静下来了。

正确的呼吸就是对你有帮助的呼吸方式，也就是能以最省力的方式输送最多氧气给你和你的宝宝的方法。

(1)必须做的

①在两次宫缩之间自然地呼吸，就像你睡着时的呼吸一样。②宫缩开始时，慢慢地深吸一口气，让气从鼻子进去，然后慢慢地以长而稳的方式通过嘴巴呼出来。呼气的时候要放松脸部肌肉，并尽量放松四肢，同时想象紧张焦虑离你而去，像大大松了一口气一样来做这个呼气的动作。③到了收缩的顶峰，提醒自己继续放松、舒服地呼吸。④要求丈夫在发现你因为剧烈收缩而呼吸急促时，千万提醒你要慢慢来。让他也跟你一起缓慢、放松地呼吸。⑤如果觉得自己还是呼吸得太快，停一会，然后深呼吸，再跟着吐一口长而久的气，就好像你要吹凉热食冒出来的蒸汽一样。每隔一阵子就做一次这个动作，以提醒自己要慢下来。

(2)不该做的

①不要喘气。②不要过度换气。③不要憋气。

(3)不要担心怎么正确呼吸

只要临危不乱，到时候就会自然地采用对自己和婴儿最好的方式呼吸。

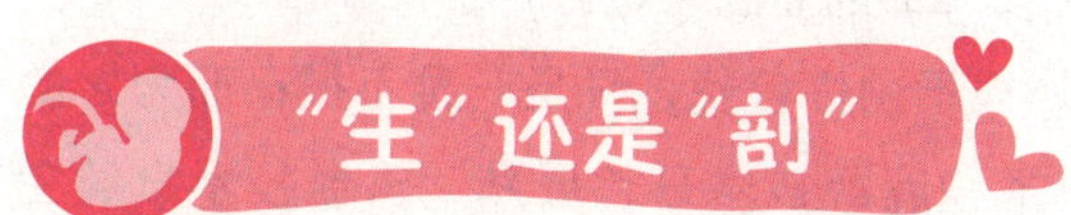

目前生产的方式主要有剖宫产和自然分娩。选择分娩方式前，医生会对产妇做详细的全身检查和产科检查，检查胎位是否正常，估计分娩时胎儿有多大，测量骨盆大小是否正常等。如果一切正常，孕妇分娩就可以采取自然分娩的方式；如果有问题，则会建议采取剖宫产。自然分娩的产妇可根据自己的需要来决定是否选择无痛分娩（也称分娩镇痛）。

在选择分娩方式时，医生和产妇双方意愿要达成一致，原则是力求符合自然的生理过程，将母婴所冒的风险降到最低，尽力保证母婴安全。

当存在不同意见时，医生和产妇双方有必要进行充分的交流和沟通。尤其是产妇本人，在“生”还是“剖”犹豫不决时，要针对自身的具体情况，多听听医生的建议。没有剖宫产的指征时，就要坚定信心，相信能依靠自己的力量完成自然分娩。当出现危及母婴健康的情况需要剖宫产时，要当机立断，坦然接受。在这一点上，产妇一定要有主见，因为没有人能代替分娩。丈夫可积极提出意见，一旦决定就要全力支持。

总之，“生”还是“剖”，由医生根据医学指征来决定是符合科学的，明智的。应尽可能经阴道分娩，只有在阴道分娩不可能或遇到紧急情况时，才考虑剖宫产。剖宫产对母体存在伤害，对婴儿存在不利因素。如果没有剖宫产指征的话，选则剖宫产是不值得的。

慎重选择剖宫产

所谓剖宫产是指经腹切开子宫将胎儿取出，是阴道分娩困难的补救措施，是为了拯救母亲和胎儿不得已才采取的方法。

1.剖宫产的问题

最初的剖宫产手术死亡率非常高。如今，剖宫产已经是一项相当成熟的手术，手术死亡率明显降低。在一些紧急情况下，如胎盘早剥、前置胎盘、胎儿宫内窘迫、难产等，剖宫产手术对抢救母婴生命起着重要的作用。

值得说明的是，剖宫产属于一种外科干预性分娩，只是一种不得已而为之的助产措施，是一个中等手术，虽然手术和麻醉技术日臻成熟，输血技术日臻完善，抗生素日臻发达，但是麻醉及手术风险依然存在。麻醉意外、出血、血栓栓塞、感染等并发症远远高于阴道分娩，不容忽视。

正常阴道分娩对母婴短期和长期都更为安全。剖宫产术后如果避孕失败，人工流产危险性增加；如果再次妊娠，则再次剖宫产概率也增加。也就是说子宫瘢痕的存在，使再次妊娠危险性增加。剖宫产的新生儿未受子宫收缩挤压，新生儿建立首次自主呼吸时容易吸入羊水、胎粪，发生特发性呼吸窘迫综合征。剖宫产新生儿呼吸系统并发症，如肺透明膜病、窒息、湿肺等比阴道分娩者多2～4倍。

实际上胎儿在母体产道的正常分娩过程，同时也是第一次大脑和身体相互协调的抚触机会，而剖宫产就剥夺了孩子最先感觉综合锻炼的机会，胎儿被动地在短时间迅速娩出，未曾经受过阴道分娩所面临的必要的刺激与考验，使得剖宫产儿易患感觉统合失调症。

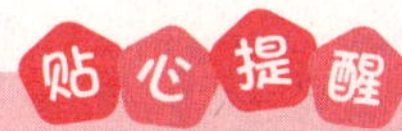

根据法规，孕妇有选择分娩方式的权利。而医务工作者不应误导孕妇选择剖宫产。

从经济角度来说，剖宫产创伤大，住院时间长，术后康复慢，费用较阴道分娩高，无论近期还是远期都比正常的阴道分娩消耗更多的卫生保健资源。

2.施行剖宫产的指征

通常有两种情况需要施行剖宫产，一是提前预知阴道分娩存在对胎儿和产妇有危险的因素；二是分娩过程中出现某种异常，不适宜继续等待阴道分娩。总之，剖宫产手术指征总是包括母婴两个方面，或者既是为了母亲又是为了胎儿。

具体地说，存在以下情况时，需要行剖宫产。

①骨盆异常，如漏斗骨盆；②胎儿异常，如巨大胎儿、胎儿窘迫；③胎盘异常，如前置胎盘、胎盘早剥；④产力异常，如宫缩乏力导致产程延长；⑤严重的妊娠并发症或合并症，如重度妊娠高血压综合征、妊娠合并心脏病；⑥其他，如高龄初产妇、珍贵儿等。

3.剖宫产率上升的原因

20世纪70年代以前，我国剖宫产只占3%～5%，而现在已上升到30%以上，甚至达到50%，明显不正常。

剖宫产率上升的原因是多方面的，其主要原因有三：

第一是产妇的观念因素。一些人认为剖宫产比阴道分娩安全、痛苦少，剖宫产出生的孩子聪明，生殖道也不会因分娩松弛，因而纷纷要求剖宫产。

第二是医生的观念因素。有的医生担心在阴道分娩过程中万一发生问题受到家属责难，因此人为地放宽了剖宫产的指征。

第三是某些医院存在利益驱动因素。医院要自律，大家要警惕和监督。

目前，无任何资料证实剖宫产的孩子比阴道分娩的孩子聪明，阴道分娩的安全性也不是问题。剖宫产泛滥是令人担忧的，不得不提醒人们，不要盲目推崇剖宫产，一定要慎重选择剖宫产。

了解分娩过程

自然分娩包括以下三个阶段：

1.第一产程（宫口开大）

从子宫出现规律性的收缩开始，直到子宫口完全开大（子宫口扩展到10厘米宽）为止。此期初产妇一般经历12～14小时；经产妇因子宫颈较松，扩张较易，需6～8小时。

❶**分娩初期**：分娩初期（或潜伏期），孕妇看起来没什么明显的动静。有的孕妇甚至不知道自己已经开始分娩。对于大多数孕妇来说，分娩初期，宫缩每隔5～30分钟1次，每次持续30～45秒。

❷**活动期**：如果宫缩强度让你没办法把一句话顺利讲完，那就表示进入活动期了。活动期的宫缩3～5分钟1次，每次持续45～60秒。产妇们常形容活动期的宫缩像波浪一样，从子宫的上方开始向子宫下方推进，或从后面往前面扩散。这些波浪的高峰会在宫缩的中间出现，然后逐渐缓和下来。

活动期会持续3～4小时。子宫颈会张开4～8厘米。宝宝的头降到骨盆下方，

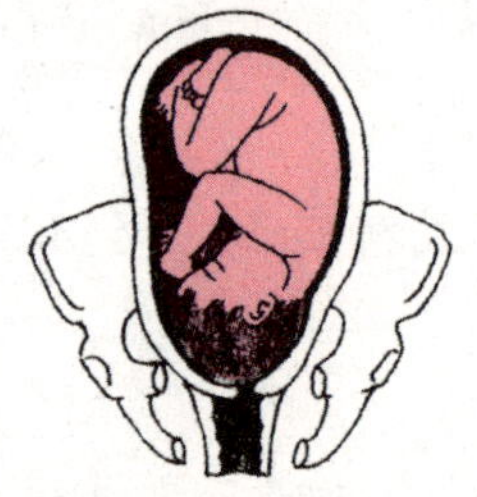

宫口开大2厘米时。阵痛间隔8～10分钟。阵痛间隔还比较长，所以这段时间要充分休息。

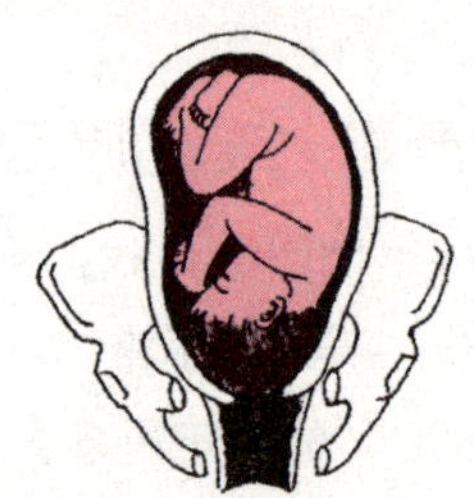

宫口开大6厘米时。阵痛间隔3～5分钟，阵痛加剧。子宫口开全还需2～3小时，到娩出还需7～8小时。

宫口开全时。阵痛间隔为1～2分钟，持续40～90秒钟。此时的宽度可使胎儿通过。再过2～3小时胎儿将诞生。

第一产程：从有规律的宫缩到子宫口开全

因此会压破羊膜，造成羊水冲出。活动期牢记下面这些要点，有助于缓解不适感和促进产程：

①在宫缩之间休息以恢复体力。②在宫缩期间放松与放开。宫缩一开始就深呼吸一口气，缓慢有节奏地从鼻子吸气，由嘴巴吐出。宫缩结束，再次深呼吸，把全身累积的紧张都释放出来。③不断变换姿势。随机应变，只要有用就可以。④每1小时就去排空膀胱。

❸过渡期：过渡期表示你即将从分娩的第一阶段——展开骨盆通道，进入第二个产程，也就是推出宝宝的过程。过渡期是整个分娩过程中阵痛最强的时候，不过也是最短的时期，通常只维持15～90分钟。很多产妇过渡期的宫缩不超过10次或是20次，每1～3分钟1次，每次宫缩持续1～1分半钟。过渡期非常难熬，必须利用各种放松和缓解疼痛的方法：

①宫缩间隔充分休息。②专心让身体松弛：想象你的子宫颈正在打开，同时往上拉，越过宝宝的头。③利用不断吐气来克服想要用力的冲动。

2.第二产程（胎儿娩出）

从宫颈口开全至胎儿娩出。此期初产妇需1～2小时，经产妇多在1小时内完成。这个阶段一结束，你的宝宝就出世了。

❶孕妇能做些什么：①当直觉告诉你推的时候，你就用力，不要等别人大声

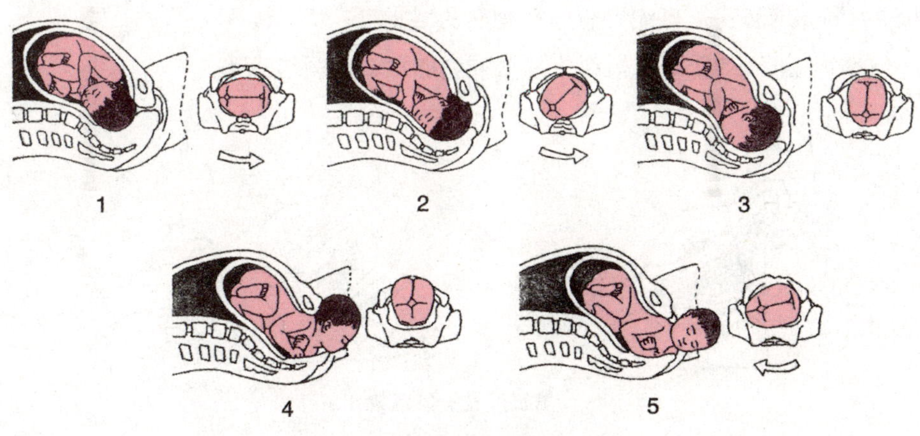

第二产程：从宫口开全到胎儿娩出

喊“用力”的时候才推。②推出宝宝最好的方式是尽你所能地推，但是别过头。短暂（5～6秒）、多次（每次宫缩3～4次）的用力。在连续5～6秒使尽全力地用力推之后，把空气全部从肺部吐出来，然后赶紧吸气，让肺部充满新的空气，准备下一次用力。③宫缩一结束，抓紧时间好好休息。宫缩时或宫缩之间，想象张开、释放或是展开等画面。也可以借着想象高贵的玫瑰花瓣开放，来鼓励你的身心张开并释放出小宝宝。

❷**宝宝出现了**：用力推了一阵子之后，阴唇就会开始突出，再过一会儿，医生就可以看到小小皱褶的头皮出现，宫缩停止时就会缩回去，下次宫缩时又会出现。当阴唇和会阴在拉扯的时候，会有一种刺痛、灼烧的感觉。这种刺痛是身体要你暂停用力的信号。再过几分钟，宝宝头的压力会自然让你的皮肤神经麻痹，这时灼烧感就会消失。

再经过几次收缩，宝宝的头会随着肩膀通过耻骨下方而转向。再经过几次收缩，宝宝就会滑到医护人员的手上或是床上。然后你就会听到宝宝的第一次哭声！

3.第三产程（胎盘娩出期）

胎儿娩出后，子宫继续收缩，随之胎盘剥离并娩出。此期需5～15分钟，一般不超过30分钟。

子宫轻微收缩娩出胎盘时，可能会有抽筋的感觉，或微弱的排出东西的感觉。如果做了会阴切开术或有裂伤，医生还要立即缝合。为了方便缝合，医生如果注射局部麻醉药，可能会有一点刺痛的感觉。

此外，第三产程还包括新生儿处理，胎盘、胎膜检查等。

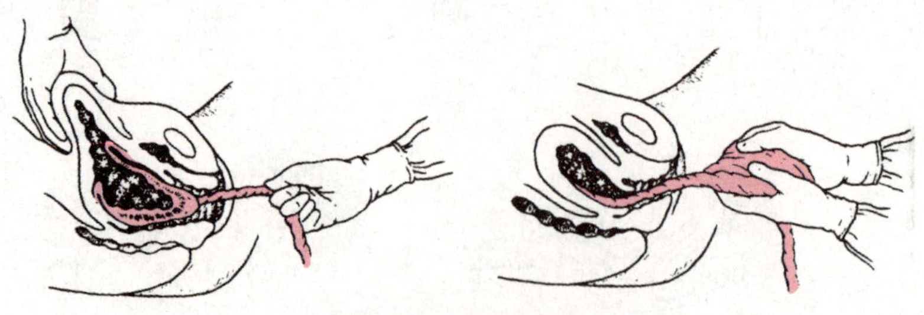

第三产程：胎盘娩出

第10章

怀孕第十个月

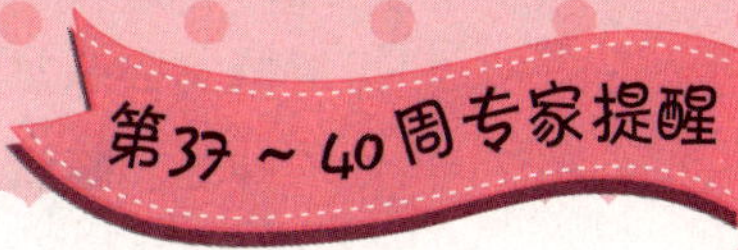

(1) 若发生不正常出血或早期破水宜马上去医院待产，切莫拖延。

(2) 将可能需要联络的电话，粘贴在电话机上，以方便及时联络。

(3) 宜充分补充营养及睡眠，保持身体清洁，建议剪个方便又容易清理的短发。

(4) 不宜和老公性交，以免过度刺激造成子宫收缩或早期破水。

(5) 在预产期的前后1周内出生的宝宝，皆是“足月生产”，若预产期2星期后仍无产兆，宜马上就医检查，以免“过期”。

(6) 夜间睡眠宜左侧卧姿。不论坐下或躺卧要起身时，先用双手支撑上身，动作和缓不宜太快，且分段进行，以免引起眩晕而受伤。

(7) 用粉饼修饰肤色，并更注意口红及眉形的整体搭配。

(8) 穿传统孕妇装，以舒适为原则，布料最好是素面不要有花色。

(9) 与老公一起练习生产时的呼吸方法及如何用力。

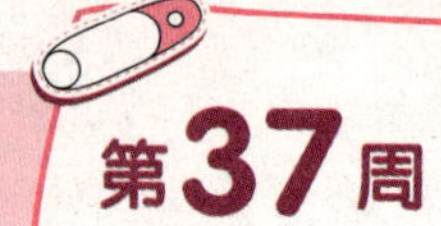

第37周 还有最后一个月了

胎宝宝状况 身长46厘米左右，重量约2700克。有的小宝贝会相对瘦些，但一般只要超过2500克就算正常。绝大多数胎宝贝的头现在已经完全进入骨盆。如果此时胎位不正，医生通常会建议孕妈咪采取剖宫产的方法分娩。

孕妈妈状况 乳房高高隆起，开始分泌出少量的乳汁。因为小家伙的头位置很低，你会觉得两腿间沉甸甸的，有下坠的感觉，可能偶尔会感觉到下腹有阵阵刺痛。不用紧张，那是胎宝贝在压迫你的神经。临近分娩时孕妈咪可能会紧张不安，这时要注意防止失眠了。

分娩前保持良好心理状态十分重要，它关系到分娩时能否顺利。丈夫及家人也要做好心理准备，尤其是产妇开始阵痛时，不要惊慌失措，免得给产妇增加心理负担。各项“后勤”工作也要准备充分。孕晚期，孕妇应时刻有人看护，保证孕妇随时能与丈夫或亲友取得联系，使孕妇心中有底。

别忘做例行产检。临产前还会做一次B超，了解胎儿宫内详情。

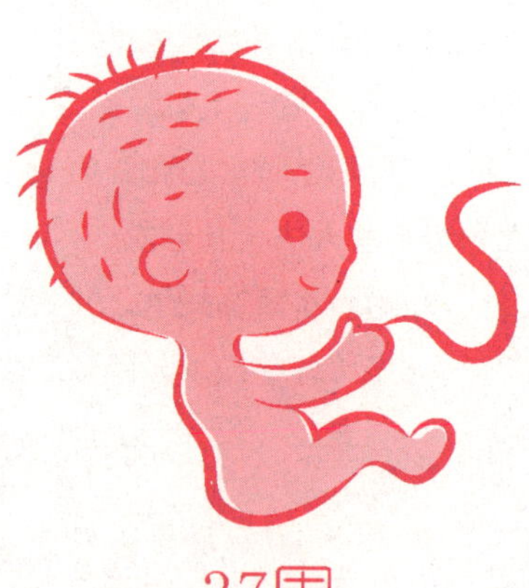

37周

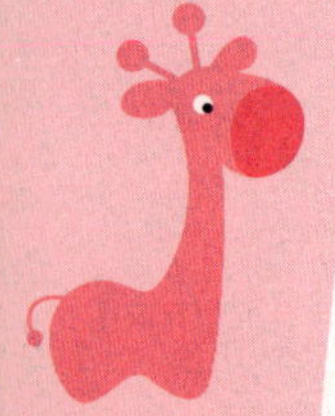

安心·在家待产

孕妇临产时身在医院是最保险的。但在正常情况下，不提倡孕妇提早入院待产。

首先，医院的医疗设备有限，不可能像家里那样舒适、方便；其次，产科病房发生的每件事都可能影响住院者的情绪，入院后较长时间不临产的孕妇，通常会在大环境影响下产生紧迫、焦虑感，尤其是当看到后入院者已经分娩时。所以，没有特殊情况，安心在家待产才是孕妈咪最好的选择。

感到“快了”

到了临产的月份，由于不知道什么时候分娩，出门也安不下心来。一般来说，分娩并不是突然开始的，母体和胎儿在一步步地做好分娩的准备，并送出信号。下面所列举的就是通知临产的代表性征兆，但并不一定所有的人都出现这些征兆，出现的程度也不同。出现了这些征兆，并不意味着马上就要分娩，只是感到“快了”，没有必要立即住院。

1.胃部的压迫感消失

妊娠中随着胎儿的成长而变大的子宫底，在怀孕35～36周时最高，以后逐渐下降。这是因为随着分娩的临近，子宫口和产道变软，胎儿下降到骨盆所发生的变化。

由于一直压迫胃部和胸部的子宫下降，胃部的不舒畅感消失，消化不良、烧心等现象消失，吃饭也吃得痛快了，呼吸也舒畅了。

2.下腹部疼痛、腹胀

到妊娠后期，一天会有几次感到腹部间断性发硬、发胀，也有人会感到轻微疼痛。这是由于子宫不规律收缩所致，应与临产后的宫缩相区别。这称作前驱宫缩或前阵痛，是临近分娩的征兆之一。

这种子宫收缩如以15分钟的间隔有规律地进行，那么就是临产的信号——真正的宫缩。也有的经产妇没有感觉到前驱宫缩，就开始了真正的宫缩。

3.尿频

由于下降的胎儿头部压迫膀胱，多出现尿频。稍微有点尿就想去厕所，即使去了厕所有时也尿不出来，有时刚出厕所又立即想去。

4.腰痛

腰痛也是临产的征兆，有时步履艰难，耻骨部分疼痛。这是因为胎儿的头部下降，压迫骨盆内神经而表现出的症状。

5.分泌物增多

为准备分娩，子宫颈管张开，阴道分泌物（带下）增多，呈透明的或白色黏性分泌物。如出现茶色的血性分泌物，就应住院了。因此，在妊娠后期有必要经常注意带下的性状。

6.胎动变化

一直活跃着的胎动，渐渐变得迟缓了。这是由于子宫经常收缩使胎儿难以活动，同时也是由于胎儿在临产前位置固定的缘故。

在胎动感觉方面，每个人都不一样，但没有突然停止的。

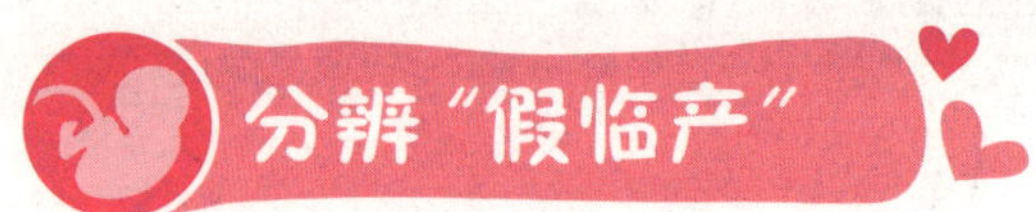

分辨“假临产”

有一点你必须知道的就是“假临产”。在分娩前2～3周，孕妈咪会自觉轻微腰酸，有较频繁的不规律宫缩——其特点是收缩力弱、持续时间短，常少于30秒且不规则，强度也不会逐渐增加；常常在夜间出现，清晨消失；子宫颈不随宫缩而扩张，不伴有血性黏液及流水。由于假临产多在夜间出现，最大的不利因素在于影响休息，使孕妈咪彻夜难眠、疲劳不堪，增加不安或焦虑。所以辨别假临产迹象是很有必要的。那么怎样分辨假临产或者说真假宫缩呢？请看下面真假宫缩的对比情况。

1.分娩前宫缩（假性宫缩）

❶不规则；连续几个小时都没有明显的规律出现。

❷没有进展；强度、持续时间、频率都没有增加。

❸大部分出现在前面、腹部下方。

❹从无痛到轻微的不舒服，比较像是压力，而不是痛。

❺如果你改变姿势、走动、躺下、泡个热水澡或淋浴，反应就不那么剧烈，也不那么难过。

❻感觉子宫好像一个很硬的球。

2.分娩宫缩（也称为真的宫缩或真实宫缩）

❶有规律（虽然不至于分秒不差）。

❷有进展；越来越强、持续更久、次数更多。宫缩的时间变长（持续20～30秒），间隔则缩短（5～6分钟）。

❸大部分出现在腹部下方，但是会扩散到背部下方。

❹从不舒服的压力到紧绷、拉扯的痛。但是通过有意义地放松其他部分的肌肉，这种痛是可以克服，甚至可以减轻的。

❺如果你是躺着的，就维持这个姿势；如果不是，就改变姿势。走动可能会更痛。

❻通常会见红。

第38周 已是“足月儿”

胎宝宝状况 身长约48厘米，体重已经长到3000克左右了。当你活动时，小家伙的脑袋会在你的骨盆腔内摇动，但尽管放心，有骨盆的骨架保护，很安全，而且骨盆里也有一定空间让小宝贝的小胳膊、小腿、小屁股继续生长。

孕妈妈状况 这段时期，孕妈咪常常会感到腰痛、脊背痛，有时甚至肋间也痛。沉重的身体加重了腿部的负担，时常出现抽筋和疼痛。尽管你的身体越发沉重，但是一定要记住，产前经常做力所能及的活动对即将到来的分娩会大有帮助。这时的孕妈咪最适宜的运动莫过于散步了，这给她们带来很多益处：肌肉力量得到锻炼加强，可帮助骨盆运动，有助于分娩时减轻疼痛；改善脚部血液循环，刺激足下穴位，调理脏腑功能，进而促进全身血液循环，使胎宝贝血液供应更充足；能安定神经系统，增强肺部换气功能，促进孕妈咪的消化、吸收及排泄。

分娩可能随时发生，现在你应该再确认一次住院的必需品有没有准备好，以及与家人联系的方法、交通工具等。外出时，一定要有人陪同。每天要清洁身体，做好母乳喂养的准备，继续对乳房、乳头进行清洁、按摩、矫正。尽可能地多休息，养精蓄锐，为分娩做好充分的心理、精神与体力准备。

第38周，别忘了到医院做例行产检、盆腔检查。

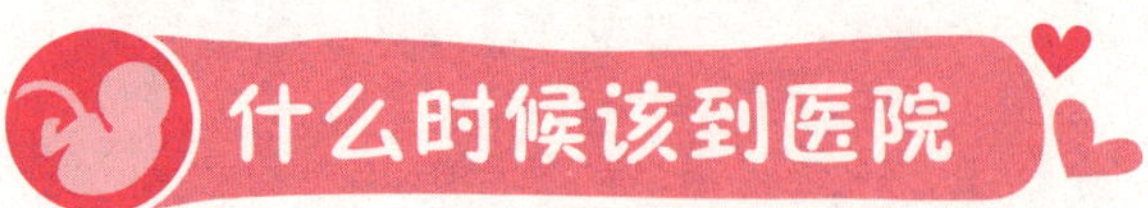

什么时候该到医院

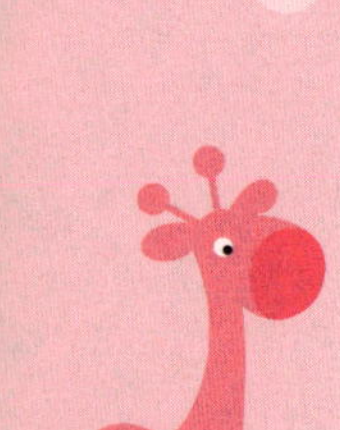

怀孕进入37周以后，就是足月了。如果你有预兆，家人就得快速反应，随时带你到医院。但到底什么时候该去医院，要视你个人

情况而定。

❶第九个月产检时，询问一下什么情况下该到医院的清楚指导。医生会给你一些数据，让你可以掌握打电话的时机，如宫缩的间隔时间，以及每次宫缩持续多久。医生也会告诉你真正分娩的产兆。如果去孕妇学校听课，要记住这些。

❷区别分娩前宫缩和分娩宫缩的不同，以确定你的确处在分娩进行的状态。如果是分娩宫缩，就必须到医院。

❸如果出现下面一些问题，要立刻就医：

① 阴道大量出血：血色鲜红，而且比平时月经的量多。

② 破水：不能控制的液体流出。

③ 规律性的阵痛。

④ 胎动减少。

破水提前

还未临产，羊水却已经迫不及待地涌出来。这时候，千万不要考虑是否要先冲个澡，而是要马上通知家人直奔医院。

1.怎样发现早破水

所谓早破水就是临产还没有开始，准妈妈突然感觉到有较多的液体从阴道排出，然后会持续有少量液体不断流出。但情况因人而异，有的准妈妈在咳嗽、打喷嚏等腹压增加时，阴道有较多液体流出；有的则可能阴道流液排出一段时间后就中断；也有人会感觉到腹部子宫略为变小，胎儿变得比原先清楚。据统计，有35%的早产儿是因为早破水而出生的。

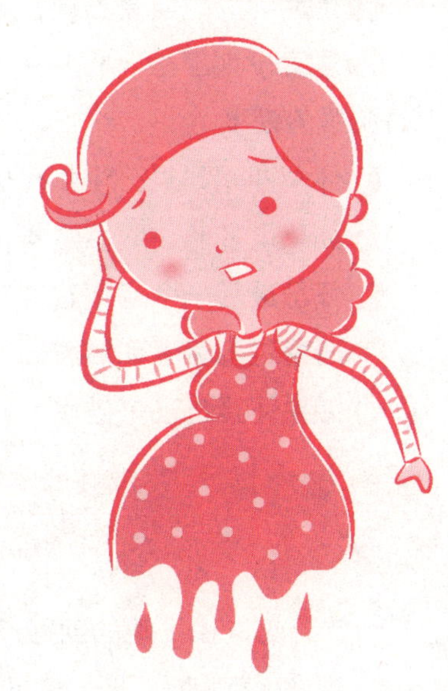

2.为什么会发生早破水

导致早期破水的原因很多，通常与感染有关，其他的原因包括羊水过多、胎位异常、子宫颈闭锁不合、多胎妊娠、胎膜发育不良等。但多数早期破水的准妈妈没有办法查出原因。另外，有些研究表明：准妈妈如果营养不良，特别是缺乏维生素C，也比较容易发生早期破水。

3.早破水为什么很危险

羊水的主要成分是胎儿的尿液，其中还含有非常少量的矿物质、稀有元素和生长激素。它的主要功能是防止胎儿在母体跌倒、撞伤时受到激烈的震荡，就好比汽车中的防撞气囊一样，只不过是胎儿“减震设备”罢了。

早破水给胎儿带来的最主要的危险因素是发生脐带脱出、感染、引发早产等并发症。

4.发生早破水该如何处理

1. 无论什么时候感觉破水，都要赶快到医院做检查，确定是不是破水。
2. 臀位或横位在发现有破水迹象之后，务必要躺下休息，不能再起来活动。为了避免羊水流出过多和脐带脱垂，应该用垫子将臀部垫高一些。
3. 不要洗澡。

5.如何预防早破水的发生

1. 定期到医院接受产前检查。
2. 注意孕期卫生，保持膳食平衡，保证充足的维生素C和维生素D的摄入，保持胎膜的韧度。
3. 怀孕期间如果分泌物比较多，有感染的现象，应该及时到医院就诊。
4. 如果是多胎，要多注意休息。
5. 怀孕最后一个月不宜同房。
6. 避免过度劳累和对腹部的冲撞。
7. 如果怀疑自己是破水，应该立刻去医院就诊。

真实故事——剖宫产的感受

一位妈妈讲述了她的剖宫产过程——

本来预产期是6月7日，但超过了两天，宝宝依然没有要出来的意思，经过医院检查和建议，我们决定选择剖宫产，原因是脐带绕颈，羊水也比较少。

6月9日上午9点

我被推进了手术室。手术室中间摆放着一张手术台，房间开了凉气，一群护士医生摆弄着手术刀啊什么的，这样的氛围让人想不紧张都不行。在护士的指点下，我挪动着怀孕40周过两天的笨重身体努力爬上了手术台。接着，我的手指上、胳膊上被连接上了各种仪器。记得麻醉师看了血压器后还问我：你紧张吗？我说当然紧张了。麻醉师说：那怎么办，你总得想办法让宝宝出来吧。想想也是，于是就努力让自己放松。也不知用了多长时间，麻醉师才在两个护士的帮助下（帮我把头和腿使劲往一起靠，方便麻醉师找腰椎打麻药）打完了麻醉药。剩下就是等麻药起作用了。刚过了大约两分钟，麻醉师就问我的脚还能动吗？我一听怕他们动刀，便立即动了动脚指头，麻醉师让再等一会。刚过了一会，麻醉师又问，这回可能是麻药上来了，腰部好像有些胀，我告诉麻醉师。于是，医生用针头扎了扎肚皮，怎么回事，好像还有感觉，有点疼感。我赶紧告诉医生，麻醉师可不理我这一套，一声令下：开始吧！好疼啊！我紧张地叫了一声。他们可不管这些，手术便开始了！

麻醉师告诉我，不是全麻，你会很清醒。还好，真动刀后就没感觉到疼痛了，但意识非常清晰。我明显感觉到他们先用刀划了一下，然后用剪刀剪，一层一层的。接着，医生告诉我平静呼吸。然后，我感到医生用手从腹部把宝宝往刀口那里推，然后，感到一个东西塞进了我的肚子（后来才知道是医生的手）。接着，医生使劲把孩子往外拉。

“哇！”

6月9日9点40分

一声嘹亮的哭声传了出来。一阵惊喜，是我的宝宝吗？我激动地问医生。麻醉师告诉我，“是的，是你的孩子，太棒了！是个男孩，他很棒！”我要求看看我的宝宝，麻醉师说要等护士把他弄干净，并告诉我要往点滴里加药了，可能一会就睡着了。于是，慢慢地，我的意识模糊了，隐约听见她们说6斤9两，一听心中窃喜：6月9日，6斤9两！不知过了多久，我被护士拍醒，让我看看孩子。朦胧中我看见宝宝，我刚出生的儿子满面春光（小脸粉红粉红的），正咧着大嘴哭着呢！而且小手指还塞在嘴里，太可爱了，太高兴了，太激动了！潜藏的母性一下子全涌了出来，噢，我的儿子，我的宝贝！

接下来就什么也不知道了，只是迷迷糊糊中好像感觉有人拍我的脸，护士和医生帮我挪回到床上去，要回病房了。天哪，那时候哪里还动得了！等我醒来时已经在病房里了，老公坐在一旁笑眯眯地告诉我：生了个儿子！

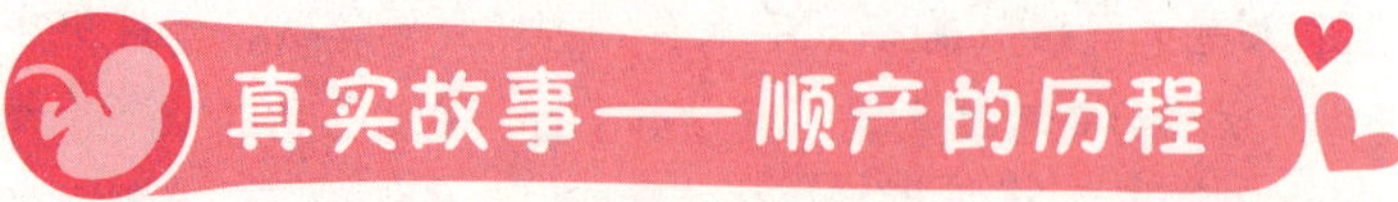

真实故事——顺产的历程

这是一位顺产妈妈的故事，故事如产程，比剖宫产要长一些——

我的预产期是5月29日，但直觉告诉我肯定会提前不少。因此，从五一长假过后，我就做好随时分娩的准备了。到医院要用的证件、物品和现金早都已经打包备用。虽然每天都能感觉到他在我肚子里的“运动”，但这个时候，我还说不上对他有什么感情，只是希望这个漫长的孕期快快结束。

老公大胆预测宝宝出生的日期不是在5月21日就是在5月26日（其实我自己认为会更早），但21日悄悄过去了，毫无动静。急脾气的我有些着急了，怎么还不出来呢？无论我生不生，老公决定从26日开始请假在家陪我。

26日早晨，好像预感到什么，我破天荒地吃了一人份的早餐。要知道在整个怀孕期间，因为反应，早餐一般只是一杯牛奶了事的。

八点半开始，腹部隐隐有些作痛，我知道，最后那一刻终于要来了。所有有关分娩的知识全部来自于书本，知道这个时候还不用去医院。我躺在床上，一边再看一遍有关分娩的书，一边忍受着大约半小时一次的疼痛。

下午两三点钟，我和老公来到医院，阵痛已是15分钟左右一次。医生告诉我可能要直接住院，不能再回家了。之后就是做胎心监护、B超等一系列的检查。

下午四五点钟，我被安排进病房。病房共有6张病床，我进去时其他床都躺着孕妇，有的在和床边的家属聊天。只有我，每隔几分钟就疼得从床上坐起来，捂着肚子轻轻地“哎哟”几声。

我从书上了解到初产妇从频繁阵痛到最后分娩，需要12～16个小时，因此我想最早也要在第二天上午宝宝才能出生。这个时候安排老公去接我妈妈和弟弟来，妈妈和老公负责轮流看护我，弟弟负责开着车随时待命。

这个时候阵痛已是十分钟一次，护士偶尔会进来问问我的感受，给听听胎心什么的。老公不在，就我一个人，真觉得有些孤单。这时候有个做了十年助产士的朋友打我手机来安慰我，告诉我正确的呼吸方法，还没说几句，又一阵阵痛袭来，痛得我无法说出话来……

我就这样一边疼着，一边等着老公他们回来。心里想，这要是明天上午生，我这一夜得怎么过呀！实际上因为太疼，我中饭、晚饭一口也没吃，老公也曾数次问我吃不吃东西，都被我拒绝了。

晚上快八点的时候，妈妈他们终于到了，看到我疼成这样都有些不知所措。我让老公和弟弟先回家睡觉，半夜三四点钟再来换妈妈的班，反正我认为最早第二天才会生嘛，也没必要让他们全陪在这儿。可老公他们才走，我的阵痛就频繁起来，五分钟一次。妈妈去叫护士来看看，护士来看了一眼说没关系的，宫口还没开，还需要一段时间呢，没那么快。

可随着越来越频繁的疼痛，我有些受不了了，大叫着让妈妈去叫护士来。妈妈慌忙跑去，回来的结果是让我自己走到检查室去检查。检查室和我待的病房隔了两个门，我晃晃悠悠走进去，艰难地躺到了检查床上。护士检查完，兴奋地说："已经开了两指半了，快去产房。"这个时候是八点半钟。妈妈慌忙给刚刚走了半小时的老公打电话，让他们快回来，我可能就要生了。可她不会用手机，着急地乱按，我接过手机，自己给老公打了电话。虽然这个时候很疼，也有些慌乱，但自己比预想的要镇静，心想该来的总会来，慌也于事无补。我相信，别人能，自己也一定能顺利地生下宝宝。

在走去产房之前，一阵剧烈的恶心感袭来，我冲到洗手间，把估计还是早晨吃的那一点点食物吐了个干干净净，这下肚子里是彻底空了。

像我这样开到两指半还不能上产床，只能在产房的"待产室"里。刚刚在病房做检查的时候我已经见红了，待产室的护士又给检查了一遍。我问她大约需要多长时间才能生，被告之开3指之前慢，开3指后就快多了。我暗自在心里算了算，天哪，那开到十指岂不是还要十几个小时。我又一次绝望地想着，这漫漫长夜该怎么度过呀。同时我又在心里对老公说：这下你的预测全部不灵了吧，说我26日生，现在看来肯定是生不了了，现在已经是晚上九点半了嘛。

还有个护士问我需不需要老公陪产，我说要。这是我们早就商量好了的，能陪产肯定要陪。一会儿老公也穿着医院的衣服进来了，看到他，这下我心里有底了。就在我觉得疼得实在受不了的时候，我曾大叫护士再给我检查检查，被护士拒绝了，告诉我频繁检查也不好，容易感染，而且她们的规定是四个小时检查一次。我问护士能不能做无痛分娩，护士说无痛也并非完全不痛，最疼的那段还是要自己忍受。回头想想，我好像从来没动过做剖宫产的念头，就算再疼，也是一直想着要自己生。

我不记得在待产室躺了多长时间，觉得每分钟都过得很漫长。就在我第二次疼得实在不行，大叫护士的时候，护士才好像勉为其难地来看看，结果是一声惊呼："准备上产床，都开全了，这么快！"

产床是要自己走上去的。下了待产室的床，再走到十几米远的产房，上产床之前还要换上生产的衣服和鞋子，这些都是在"剧烈"的疼痛间歇完成的，之后真的是"爬"上产床的。后来我想，要不然怎么说做了妈妈的人伟大呢，经历过这些真的是会勇敢很多。

上了产床，周围的医生护士就多了起来，各有分工，有人听胎心，有人扎点滴。没看表，这时应该是夜里十一点左右了，我依然以为孩子还要很长时间才会出来。倒是护士，为了让我放轻松，还在我旁边鼓励着："你一定要争取在26日生出来。""这是我能决定的吗？"我有些啼笑皆非地想，"况且现在马上就要到27号了，看来是不可能了。"

之后的过程非常快。我在医生的指导下呼吸、使劲，我只是觉得剧痛，痛得没有一点儿精力去想别的。我甚至都不知道我的宝宝已经缓缓地出来了，只是不由自主地使劲、使劲。随着医生一句："好了，出来了！"

"哇"的一声，我的宝宝哭了出来，我就觉得肚子突然瘪了下去，一下子轻松了，没那么疼了。我知道，一切都结束了，终于结束了，眼泪也不由自主地涌了出来。

"男孩，50厘米，2900克，出生时间是5月26日23点52分。"我的宝宝，真的是如他爸爸所预测的，赶在26日，还差8分钟就要到27日的时候，来和我们见面了。在医生给宝宝称完体重、擦干身体、放在我胸口上的时候，在我第一次和他这样肌肤接触、第一眼看到他的时候，我就开始深深地爱上他了。

第39周 离宝宝越来越近

胎宝宝状况 身长平均接近50厘米，体重平均约3200克。身体各部分器官都已发育完善，而肺是最后成熟的器官——直至宝贝出生几个小时后，正常的呼吸模式才能建立。小宝贝的动作似乎安静了很多，因为头部已经固定在骨盆中。随着头部位置的不断下降，与宝贝见面的时刻越来越近了。

孕妈妈状况 你常常会觉得很不舒服，好像你的身体已经负担不起两个人了。想到孩子的出世你也许会忐忑不安，甚至焦躁、急迫。在这个阶段尽量夫妻双方多谈些轻松的话题，如，如何将来和宝宝在一起玩耍等。生活中的各种活动都要小心，比如避免长时间站立、洗澡时要避免滑倒，等等。总之，要充分休息，密切注意自身变化，随时做好临产的准备。

检查一下，还有什么事没有安排好？入院和出院所需的所有衣物、卫生用品、产前检查记录、可以随时取出以备急用的钱等必需品是否已经整理妥当。如果住高层住宅楼，了解清楚电梯夜间运行情况，以保证夜间使用电梯。甚至应该计划一下妻子一旦临产时乘什么车、选什么路线去医院，尽可能把所有的问题都想到。

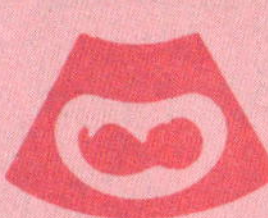

第39周，别忘了到医院做例行产检。

紧急分娩

宝宝不会按部就班地给你信息，告诉你他的行程。不知什么时候，你会突然意识到：“糟糕！要生了！”于是你感觉上医院都来不及了。为了胎儿安全，一定要到医院分娩。如果确实因各种原因来不及到医院，也一定要在分娩的同时，做好随时去医院的准备。在家中分娩出现意外十分危险。

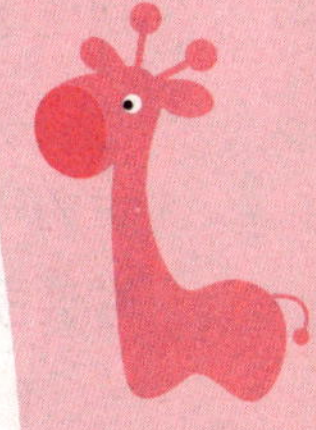

遇到这种情况时，要注意：

❶立刻打120急救电话争取时间送医院。来不及时应采取下面措施。

❷准备一个分娩床。为了不弄脏床垫，在床垫和床单之间铺一层防水垫（几层厚厚的纸或塑胶桌布等），然后再铺上一层干净的床单。

❸调整临时产房的室温到23～26℃。

❹叫丈夫或其他什么人烧两盆热水，其中一盆用来消毒各种用具，另一盆让它凉到微温的程度，让妈妈分娩完后可以清洗一下。

用一盆热水消毒一把剪刀、两条脚掌长度的线（用来扎脐带）。

还要准备几样东西：一个洗碗盆可以用来装胎盘，至少3条干净的大毛巾，温暖、干净的毯子或毛巾可以用来包裹宝宝。

❺想办法用最舒适的姿势来躺：仰着、侧躺等。

❻接生人事先用酒精或消毒肥皂把手洗干净。如果只有你一个人在家，必须靠自己把孩子生下来，记得事先把手洗干净。

❼在宝宝的头先露出之后，不要再用力，也不要把它拉出来，要让宝宝的头自己慢慢滑出来，掉到接生人的手上，落到床上。然后，轻轻地把脐带绕过宝宝的头拿开来。

❽随着宝宝的头突然转向，接着出现的就是宝宝的肩膀了。宝宝的头已经出来，肩膀还没有出来的时候，用双手在肛门开口上方以毛巾按住的方式来保护会阴，以防它在宝宝露出肩膀的时候被撕裂。

❾让接生的人帮宝宝把黏液从鼻子里吸出来，然后把宝宝倒举起来维持几秒，好让宝宝喉咙里的黏液流出来。

❿宝宝分娩出来后，立刻把宝宝腹部朝下，让他趴在你的胸前。接着把宝宝身上多余的液体清理干净。至于宝宝身上干酪状的覆膜就不用急着清理掉。然后用温暖的毛巾把宝宝的背部和头盖起来。

⓫如果宝宝看起来好像没在呼吸，摩擦宝宝的背部，以刺激他呼吸。如果宝宝的嘴唇发紫，就轻轻地对宝宝进行五六次口对口的人工呼吸。记得你的嘴要同时盖住宝宝的鼻子和嘴巴。

⓬如果家中无消毒物品，建议不要在家中处理脐带。

⑬让宝宝吸吮乳头，刺激胎盘的娩出。通常胎盘在宝宝娩出后的5～30分钟内就会排出来。

⑭让宝宝持续吸吮你的乳房。

⑮胎盘娩出以后，在骨盆上方的位置轻轻地按摩子宫，以帮助子宫继续收缩，同时适度地压缩血管。

⑯产后并非完事大吉，如有可能，仍要到医院进一步检查产妇和孩子，并注射破伤风抗毒素。

切记：如非偏远地区实在不便，应尽量避免在家分娩。

紧急情况的应对

面对突发情况，如果不知如何应对，将会很被动。出现紧急情况，要快速行动，但不要慌乱。

❶有些紧急情况，可以呼叫救护车，呼叫时告之具体情况，如臀位、胎膜早破等。

❷在路上，如果产程进展过快，感觉宝宝就要出来了，别叫喊，尽量减少用力，争取到医院分娩，告之救护车工作人员，直接转运到产前检查医院的产房。

❸情急之中，记着带产前检查资料、证件、费用等。

第40周 终于和宝宝相见了

生命诞生 足月宝宝平均身长50厘米，坐高约36厘米，平均体重3400克。宝宝已经成熟，妈妈时刻面临分娩，生命中的重大时刻即将来临。十月怀胎，一朝分娩，期待已久的小生命很快就要投入你温暖的怀抱中。

大多数的胎儿将在本周诞生，但准确地在预产日出生的只有5%。因预产期的推算包括合理误差，所以孕37周～42周分娩都是正常范围。请注意，如果超过预产期1周还没有临产迹象，一定要认真计数胎动；感觉胎动减少时，要及时就诊。一般不主张过预产期2周，通常过预产期10天医院会采取干预措施。

本阶段要注意避免胎膜早破，即还未真正开始分娩就破水，羊水大量流出，阴道中的细菌会乘机侵入宫腔，给胎儿带来危险。丈夫应该随时处于待命状态，保证妻子随时可以找到你，妻子身边随时应有亲友陪伴。

当出现规律性腹痛时，就应该考虑马上去医院，特别是在距离医院路程较远的情况下，一定要把时间安排好。

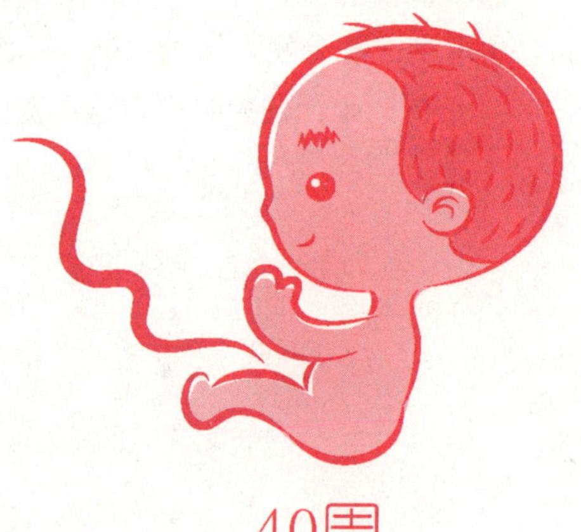

40周

配合接生

生孩子固然需要医生或接生员的帮助和指导，更需要产妇的正确配合。如果产妇在分娩时不合作，就容易发生意外。自然分娩三个阶段的具体过程，可参见188页～190页。

1.第一产程的配合

临产后的第一阶段，产妇一定要保持安静，养精蓄力，不要乱喊叫或乱用劲而消耗体力（这时宫口尚未开全，过度用劲是徒劳的），以免到后来需要用劲时反而没劲了。为了减轻痛楚，产妇应集中注意力做深、慢、均匀的呼吸，即每次宫缩时，深吸气渐渐鼓起腹部，呼气时缓慢下降。深呼吸可以提高产妇血液内氧的含量，有利于补充胎儿在子宫内需要的氧气和消除子宫肌肉的疲劳，并且可以

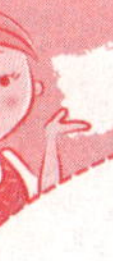

Tips

分娩时吃点什么

分娩期间吃很重要，饮食上注意如下几点：

1.食物要容易消化，宜软不宜硬。避免高脂肪或油炸、油腻的食物，以免加重肠胃负担。

2.食物要少而精，营养丰富，如鸡蛋、牛奶、瘦肉、鱼虾等。

3.吃高热量食物。分娩初期，可多吃点复合碳水化合物，如谷类、面食；分娩后期，宜小口吃喝，如巧克力、红牛等。巧克力，能迅速补充能量，是公认的助产食品。巧克力以深色为佳，士力架也不错。喝红牛不宜过量，也士力架可参考医生意见。

4.少量多餐。以小吃或吃零食代替正餐。

5.别吃辛辣、味重和纤维粗的菜肴，如辣椒、大蒜、洋葱、芹菜等。

此外，注意补充水分。分娩初期每小时补水至少240毫升，所以，应尽量喝些水，或吃些汤水多的食物，如：面条、大米粥等。

使产妇转移注意力，保持镇静，使宫缩协调地进行。

如果宫缩时产妇轻轻地按摩自己的小腹，或者用拳头压迫腰部肌肉，并深呼吸配合，能减轻子宫收缩对大脑的刺激，从而减轻腹部的酸胀感。

在这一阶段，产妇还应尽量补充营养和水分，并利用一切机会休息。

2.第二产程的配合

产程进入第二阶段，这时宫缩痛已减轻，主要有下坠感，想使用腹压。这时期是保障母子安全的关键时刻，产妇必须和接生人员密切配合，防止发生不良后果。此时产妇应平卧在产床上，两腿屈膝分开，两手分别握住床边把手或带子。要注意掌握每次宫缩，有劲要用在宫缩上。当宫缩时，先深吸一口气，憋住；接着随宫缩如解大便样向下用力屏气；在宫缩间隙时不要用力，全身肌肉放松，安静休息。如用力不当，徒然消耗体力，反而造成宫缩乏力，影响产程进展。

当胎头即将娩出阴道口时，必须听从助产人员指导，宫缩时不要再使猛劲，而要张开嘴“哈气”。这样可使会阴肌肉充分扩张，然后再让胎头缓慢娩出，防止胎头娩出过快，撕裂会阴。

3.第三产程的配合

胎儿娩出后，进入第三产程。此时产妇已非常疲劳。产妇可以抓紧时间休息一下，约过5～15分钟，产妇就会又感到有宫缩，子宫底上升，阴道有少量血液流出，此时只需稍用腹压，就可协助胎盘很快娩出；若超过30分钟胎盘不下，应听从医生的指导，在医生的帮助下娩出胎盘。

新生儿阿普加评分

医护人员会对刚出生的宝宝进行一个简单而快速的身体状况评估，即阿普加评分。阿普加评分的评分方法见下表：

体征	0分	1分	2分
每分钟心率	0	＜100	≥100
呼吸	0	浅慢，不规则	佳
肌张力	松弛	四肢能屈曲	四肢屈曲，活动好
喉反射	无反射	有些动作	咳嗽、恶心
皮肤颜色	全身苍白	躯干红，四肢青紫	全身粉红

评分依据五项体征，每项0～2分，加起来是0～10分。首次评分在出生后1分钟内进行。8～10分为正常；4～7分为轻度窒息，需清理呼吸道、吸氧、用药等措施恢复；0～3分为重度窒息，缺氧严重，需紧急抢救。缺氧严重的新生儿应在出生后5分钟、10分钟时再次评分，直至连续两次评分≥8分。1分钟评分反映宫内情况，5分钟及以后评分反映复苏效果，与预后密切相关。

留住宝宝的第一次

①**胎毛**。每个人一生之中只有一次机会可以将胎毛留下，建议一下，你可以将胎毛制作成胎毛笔，留下永久的纪念。

②**脐带血**。脐带血贮存是为了以后的应用。这需要一定条件，需要事先与脐血库联系。

③**摄像**。宝宝出生后的每时每刻都是令人欢天喜地的，同时也让整个家庭充满生命力。建议你在宝宝出生后的每一个重点阶段，用摄像机或者手机留下宝宝最可爱的一举一动。目前手机功能强大，录像、录音都很方便。

宝宝生出的那一刻是红着屁股还是闭着眼睛呢？你可以和医生协调，捕捉宝宝呱呱坠地的一瞬间。

④**录音**。宝宝的第一个声音是什么样的，是哇哇大哭还是咿咿呀呀。建议你进行录音，以保存宝宝独一无二、意义非凡的第一个声音。

⑤**脚、手印**。宝宝的小手、小脚最惹人怜爱，建议你用红色或紫色的印泥印出宝宝可爱的小手印和小脚印，也可以在软泥上压印出手脚印。

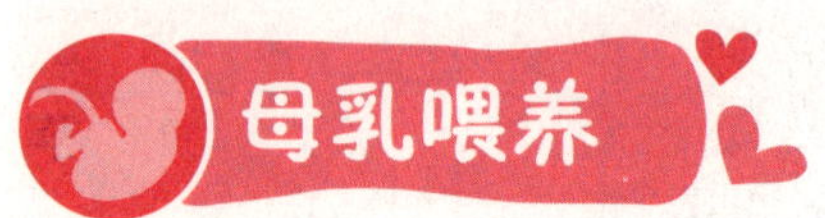

1.促进乳汁分泌的方法

①分娩后尽早喂哺母乳。喂前按摩乳房。

②除喂母乳外，避免以牛奶补充。

③依婴儿需要采用弹性时间喂哺母乳。

④当宝宝不在身边时，可用手或吸奶器将乳汁排出，可将乳汁冻存起来留给宝宝吃。

⑤喂奶姿势、宝宝吸吮方式要正确。

⑥每天保持充足的睡眠及愉快的心情。

⑦多喝牛奶、汤水或吃一些能促进乳汁分泌的食物，例如猪蹄汤、鱼汤、排骨汤等。

⑧要有坚持母乳喂养的信心和毅力。

⑨适宜的活动。

2.奶胀的预防与处理

①新生儿出生后即让其吸吮母乳，并经常喂奶，不另加牛奶。不让新生儿口含奶嘴。

②按摩乳房，挤出一些奶水，使乳房柔软后再让婴儿吸吮。

③避免让婴儿采用同一个姿势吸奶。

④母亲穿戴合适的胸罩支托。

最后的叮咛（产后）

辛苦的等待结束了，终于迎来了小宝贝，一切都不一样了。

也许尿布湿了，也许肚子饿了，小家伙一旦不舒坦，马上就哭闹起来。如此种种，生活规律一下全被打乱了。新妈妈常常会感到很疲惫，做爸爸的可要多帮忙啊。尤其是产后的6周，新妈妈一定要坐好月子。为此，我们建议你们仔细读一本专门讲解月子护理的书。这类书很多，值得推荐的有《坐月子与新生儿护理完美方案》《月子母婴护理百科全问》（中国人口出版社出版）等。

每一位妈妈的辛苦孕育，都是引领生生不息的人类前进！下面是本书给予新晋妈妈的**最后叮咛**：

❶出院后直到产后第2周，以在床上休息为主。最初的第1周可躺躺起起，适度下床活动。从第2周的后半周开始，起床活动的时间应稍长一点。第3周开始下床，逐渐恢复以前的活动。

❷产后稍稍休息就可以进食。产后第一餐应首选易消化、营养丰富的流质食物，如糖水荷包蛋、蒸蛋羹、藕粉等。月子饮食可分为三个阶段，各阶段重点不同：产后第1周，宜清淡，避免油腻；第2周，多吃补血食物，并补充维生素；半个月后，可多喝催乳汤。

❸产后要注意乳房的护理，如清洁乳房、拉出内陷的乳头、按摩乳房等。分娩半小时后要给宝宝喂奶，这样不仅能增进亲情，而且宝宝的吸吮能促进子宫收缩，有利于产后恢复。

❹产后当天就可以淋浴，产后1周后可以坐浴。洗浴时要注意室内温度，洗浴后要擦干身体和头发，也可用温和的热风吹干头发。

❺每次排尿、排便后，由前往后冲洗会阴部，再用卫生纸将会阴周围的水吸干，随时保持会阴部清洁，以免受细菌感染。

❻月子期间别爬楼梯，半年内别提重物、干重活，避免内脏下垂。

❼精神不安、休息不好是产后恢复的大敌。注意调养和休息，白天趁婴儿睡觉的机会自己也睡一会儿，以保证睡眠充足。少看书报和电视，一定要让眼睛充分休息。

❽体形恢复的有效方法是运动。注意产后运动不当会对身体造成伤害，一定要咨询医生或者在专家指导下循序渐进。

❾立即到医院检查，如果出现这些状况：发烧38℃以上、乳房出现红肿现象、阴道出血量超过月经量、恶露出现恶臭味、会阴部伤口或剖宫产伤口越来越痛时。

❿产后满6周时，回医院接受产后检查，了解身体尤其是子宫的恢复情况。产后检查后，整个孕产期才算告一段落。

⓫产后满6周后，身体状况已恢复，如无不适可恢复性生活（须采取避孕措施，因为少数女性产后1个月即已恢复排卵）。

新生活开始了！

历经了难忘的40周孕期，人生开启了新的里程。

祝你们一路快乐！祝宝宝健康成长！